AF591523

MANUEL
DES PULMONIQUES,
OU
TRAITÉ COMPLET
DES MALADIES DE LA POITRINE,

Où l'on trouve la Théorie la plus naturelle, les Règles de Pratique les plus ſimples & les plus ſûres pour combattre les Maladies de cette cavité.

ON Y A JOINT

*Une nouvelle Méthode de reconnoître ces mêmes Maladies par la percuſſion du Thorax, traduite du latin d'*AVENBRUGGER.

Par M. DE ROZIERE DE LA CHASSAGNE, Docteur en Médecine de la Faculté de Montpellier, de la Société Royale des Sciences de la même Ville, & Aſſocié étranger de l'Académie de Clermont-Ferrand, &c.

O quantùm difficile eſt curare Morbos Pulmonum! ô quantò difficiliùs eoſdem cognoſcere, & de iis certum dare præſagium! BAGLIVI, *Prax. Med.* l. 1. c. 9. §. 3.

A PARIS,
Chez HUMAIRE, Libraire, rue du Marché-Pallu, vis-à-vis la Vierge de l'Hôtel-Dieu, près le Petit Châtelet.

M. DCC. LXX.
Avec Approbation & Privilége du Roi.

On trouve chez le même Libraire nombre de livres de Médecine & de Chirurgie.

Traité des Vapeurs & des Pertes de sang 1 vol. in-12.

Traité de la Digestion dans lequel on expose, selon les loix de la plus saine Physique, le méchanisme de cette importante fonction, avec une méthode de remédier aux différentes fonctions qui peuvent la troubler, autorisée par la raison & l'expérience, in-12 2 vol.

Avis aux gens de Lettres sur leur santé, par M. Tissot, in-12.

Traité de toutes les espèces de colique 1 vol. in-12.

Secret utiles & éprouvés dans la pratique de la Médecine & de la Chirurgie pour conserver la santé & prolonger la vie, avec un appendix sur les maladies des Chevaux, & le Manuel des Médecins, tirés des Ouvrages d'Hippocrate & de Celse; Ouvrage utile à tous Chirurgiens, Curés & habitans de la campagne.

Et autres.

PRÉFACE.

Beaucoup d'Auteurs ont écrit ſur les Maladies de la Poitrine ; mais peu, j'oſe le dire, en ont parlé d'après l'expérience. Quelques-uns ont bâti des ſyſtêmes dans le ſilence de leur cabinet, loin du lit des malades ; d'autres ſe ſont opiniâtrément attachés à ſuivre une routine aveugle ; à la lueur de quelques ſuccès dûs au hazard, preſque tous ont, pour ainſi dire, enſeveli leur doctrine dans un fratras de théorie & de raiſonnemens inintelligibles.

Perſuadé que les hypothèſes les plus ingénieuſes ne jettent aucun jour dans la pratique de la Médecine, & qu'elles ne ſervent qu'à égarer les jeunes Praticiens, quand elles n'ont pas l'expérience pour baſe, je n'ai écrit que d'après celle-ci. La théorie que j'établis, eſt celle des Obſervateurs les plus exacts

& les plus éclairés: celle que j'ai vus'accorder avec les faits. La lecture des Auteurs m'a fait connoître combien il est dangereux de se livrer aux écarts de l'imagination de courir après des opinions souvent erronées, & plus souvent, encore plus funestes aux malades. Nous voyons en effet que les Médecins les plus raisonneurs, sont ceux qui guérissent le moins. *Tyrones mei*, s'écrioit Baglivi, *estote cauti & prudentes in iis curandis* (*morbis pectoris*) *nec facilem promittite curationem, ut nebulones faciunt qui* HYPPOCRATEM *non legunt.*

Chacun dit aujourdhui qu'il faut suivre la nature dans sa marche & seconder ses efforts. Ces sentimens sont louables; ils doivent être ceux de tous les Médecins. Mais par une fatalité inconcevable, ceux-mêmes qui font le plus sonner ce grand mot de *Nature*, oublient presque toujours dans la pratique, ce qu'ils répétent dans leur discours. Est-il un Médecin qui paroisse plus compter sur les efforts de la Nature que Sydenham ? En est-il un plus agissant ? Combien de Médecins modernes sont aussi peu d'accord avec eux-mêmes !

Il semble cependant que nous touchions à l'heureuse époque où l'on sera enfin convaincu de la futilité de tous ces verbiages artistement présentés, qui jusqu'ici ont retardé les progrès de l'art. L'esprit d'observation commence à se répandre, & nous promet la révolution la plus heureuse.

On a donné dans les plus dangereux excès touchant le traitement des maladies inflammatoires de la poitrine. Vanhelmont & ses sectateurs brûloient leurs malades avec les sudorifiques. Nous avons à Sydenham l'obligation d'avoir banni cette méthode meurtrière, mais en la rejettant, il en a introduit une autre non moins pernicieuſe, celle des ſaignées, des rafraîchiſſans. Ce dernier abus n'eſt malheureuſement que trop accrédité.

L'uſage des huileux dans les maladies inflammatoires m'a paru mériter auſſi une attention particulière. Je les ai employés ſur la foi des Auteurs, & les ai vus employer aſſez ſouvent pour me convaincre qu'on en obtient rarement de bons effets. Je ne dis pas cependant qu'ils ſoient toujours nuiſibles; mais ils ſont tout au moins inutiles, & ne peuvent agir que ſur les premières voyes; c'eſt ſur cette vérité qu'on doit régler leur uſage.

Ayant appris qu'un Médecin Allemand avoit publié une Methode nouvelle de s'aſſurer de l'exiſtence & du ſiège des Maladies de Poitrine, en frappant cette cavité, je me ſuis procuré cet ouvrage dont on trouvera la traduction, à la fin de ce volume. Qu'on ne s'imagine pas cependant que je donne de plein vol dans la doctrine de cet Auteur; elle me paroît un moyen de plus qu'on peut employer, sans risque. Doit-on laisser quelque chose en arrière pour s'instruire des maladies dont le diagnostic est quelquefois si difficile & si obscur?

Je ne dis rien ni pour ni contre cette méthode. Je ne l'ai point éprouvée, & il n'y a guères que les Médecins des Hôpitaux qui ayent la faculté d'en faire un essai suivi. Je m'estimerai heureux, si le Public me sait gré de mon zèle, plus heureux encore si j'ai été le premier à annoncer aux Médecins de ma patrie une découverte utile.

M. Avenbrugger n'a cependant pas tout le mérite de l'invention de la méthode dont je parle ici. Elle est consignée dans le livre divin des Prénotions de Cos.

Hyppocrate en avoit fait usage dans le cours de sa pratique. * *In quibus multus editur strepitus*, dit le Pere de la Médecine, *ii minus puris habent, quàm quibus paulò difficilior inest respiratio, iique melius colorati videntur. Quibus vero nullus intùs fit strepitus, difficultas tamen spirandi vehemens adest, & livescunt ungues, ii pure pleni sunt, ac perniciosè habent* (*a*).

Nous avons l'obligation à M. Avenbrugger d'avoir fait revivre une méthode sans doute importante, puisqu'Hypppocrate l'avoit employée. L'Observateur Allemand participe aussi à la gloire du Praticien de Cos.

* Le procédé d'Hyppocrate pour s'assurer du son de la poitrine n'est pas le même que celui de M. Avenbrugger. Le premier secouoit les malades en les prenant par l'aisselle. Celui-ci se contente de frapper le thorax. Ce changement qu'il y a fait paroît avantageux; il rend cette méthode plus douce & moins périlleuse. Au reste de quelque maniere que se fasse la succussion, on sent bien que cela ne doit apporter aucune différence dans le résultat.

(*a*) Prænot. coac. 423. fæs.

TABLE

du Traité des Maladies de la Poitrine.

TABLE

Des Obſervations contenues dans la nouvelle Méthode de reconnoître les Maladies internes de la Poitrine.

OBSERVATION VI.

OBSERVATION VII.

OBSERVATION VIII.

OBSERVATION IX.

OBSERVATION X.

OBSERVATION XI.

La Pleurésie est du petit nombre des maladies que l'on peut définir. Les symptômes qui l'accompagnent, ou plutôt qui la constituent, sont si constans, que tous les Auteurs en ont fait mention. Elle se connoît par la fievre, la dureté du pouls, la difficulté de respirer, la toux & une douleur aiguë au côté.

On s'accorde généralement à dire que la Pleurésie est une inflammation de la plevre qui revêt l'intérieur des côtes. Mais nous ne saurions approuver cette définition; 1°. parce qu'elle n'est pas plus claire que ce qu'on définit; & 2°. parce que le siege qu'on assigne à la Pleurésie n'est pas constant, comme nous le dirons plus bas.

Il est néanmoins important de remarquer, d'après Aretée (*b*), que pour que le concours des symptômes que nous venons d'exposer caractérise une vraie Pleurésie, il faut qu'ils dépendent de la même cause; car si un malade se plaignoit d'une douleur au côté, qui seroit l'effet d'un travail violent, & long-tems continué, s'il avoit une toux catharrale, & une fievre aiguë produite par

(*b*) Lib. 1. cap. 1.

la piquure d'un tendon; ce malade, il eſt vrai, réuniroit tous les ſignes d'une Pleuréſie; malgré cela, quelqu'un oſeroit-il prononcer que c'en eſt une? Nous ne le penſons pas, parce que dans l'hypothèſe préſente, il eſt évident que ces ſignes ſont produits par des cauſes diverſes, & abſolument indépendantes les unes des autres.

Comme le point de côté peut ſe faire ſentir dans pluſieurs endroits de la poitrine, on a multiplié les diviſions de la Pleuréſie. Duret ſurtout (*c*), qui les a tirées de la diſtribution des veines par leſquelles il croyoit que la fluxion ou l'engorgement inflammatoire étoient formés. Sans nous arrêter davantage à l'hypothèſe de ce grand homme, dont on ſent aſſez la futilité, nous penſons, d'après un ſavant perſonnage de Montpellier (*d*), qu'on ne doit admettre d'eſpeces d'une même maladie, qu'autant qu'elles peuvent faire varier le traitement.

La premiere & la plus eſſentielle diviſion de la Pleuréſie, eſt en vraie & en

(*c*) Comment. in Coac.
(*d*) M. Barthés.

fausse : de tout tems on a senti la nécessité de cette division, & l'on s'est appliqué à en tracer les caractères distinctifs.

On entend par Pleurésie *vraie*, celle qui a son siége dans la plevre; la *fausse* est celle dans laquelle les muscles intercostaux sont affectés. Dans celle-ci, il n'y a jamais de crachats; la douleur augmente par la pression extérieure, & par le changement de situation; le malade ne peut pas se coucher sur le côté affecté, ou ne le fait qu'avec peine. Dans la Pleurésie *vraie* au contraire, on a beau appuyer sur l'endroit de la douleur, on ne l'aggrave point. On trouve le plus souvent les malades couchés sur le côté affecté; la raison en est sensible : dans cette situation, le poumon se trouvant soutenu par les côtes, ne cause aucune distraction des parties enflammées. Il est encore ordinaire de voir les malades se plaindre d'une tension qui s'étend depuis le diaphragme jusqu'aux clavicules, la plevre occupant tout cet espace.

Voilà les caractères les plus tranchans qui différencient ces deux especes de Pleurésies. Il en est d'autres qu'on trouve dans les ouvrages des Auteurs classiques, & peu souvent au lit des malades : ils sont tirés 1°. de l'état du pouls,

On prétend que lorsqu'il y a fausse Pleurésie, le pouls est mou, sans aucune roideur. Qu'il nous soit permis de nous inscrire en faux contre cette assertion, fondés sur une expérience journaliere, & que chacun peut aisément répéter. Nous osons assurer que l'artère est dure & tendue, & qu'il n'est pas possible, à n'en juger que par la seule roideur du pouls, de distinguer la vraie Pleurésie, de celle qui ne l'est pas.

2°. De l'intensité de la fievre & de la douleur, qui sont moindres dans la Pleurésie fausse. Nous ne disconviendrons point que cela ne s'observe même assez souvent; mais ce seroit une erreur dangéreuse de croire que cela est constant. Il n'est pas rare de rencontrer des *fausses* Pleurésies, qui, par la gravité des symptômes, ressemblent exactement aux *vraies*.

Les Auteurs semblent avoir borné le siége de la fausse Pleurésie aux muscles intercostaux; mais ils se sont trompés. Combien de coups d'épée suivis d'accidens pleurétiques, sans que les muscles soient intéressés. Huxham (*e*) a très-bien

(*e*) Traité des Fievres. Dissert. sur les Pleurés. & les Péripn.

remarqué qu'elle pouvoit être une ſuite de la léſion des muſcles de la reſpiration : on peut même ajouter, de ceux qui ne ſont qu'auxiliaires. M. Mery (*f*) rapporte qu'un jeune homme fut attaqué d'une très-grande difficulté de reſpirer, & d'une fievre aiguë, à la ſuite d'une bleſſure du tendon du grand pectoral.

Les Anciens, *qui ſavoient bien obſerver*, ont encore diviſé la Pleuréſie en *humide* & en *ſéche*. L'humide eſt accompagnée de crachats. Dans la ſéche au contraire, il n'y en a point. Celle-ci eſt toujours d'un mauvais caractère ; elle enleve dans peu le malade, qui meurt ſuffoqué, ou ne ſe termine que lentement.

La diſtinction de la Pleuréſie en *eſſentielle* & en *ſymptomatique*, eſt de la plus grande utilité dans la pratique. Il n'eſt perſonne qui ne voye que celle qui vient à la ſuite des fievres intermittentes, des crudités, ou des vers dans les premieres voies, doit être traitée différemment de celle qui ne reconnoît pour cauſe qu'une inflammation pure & ſimple.

L'inflammation du foie, ſurtout de la

(*f*) Mém. de l'Acad. des Sciences, année 1713.

partie convexe de ce viscère, se revêt souvent des apparences de la Pleurésie. Ce cas exige, de la part du Médecin, une attention d'autant plus scrupuleuse, qu'il seroit dangereux de confondre ces deux maladies. Alexandre de Tralles, cet Auteur si exáct dans le Diagnostic, n'a pas oublié de nous en donner les marques distinctives, lorsque le foie est enflammé. Il s'étoit apperçu que la douleur n'étoit pas pulsatile, ni le pouls si dur, & que le visage perdoit sa couleur & sa beauté. Bianchi (*g*) a beaucoup ajoûté à cette description; mais il n'est pas d'accord en tous points avec Alexandre de Tralles. Voici celle qu'il en donne; nous espérons que les Lecteurs ne seront pas fâchés de la trouver ici. « Cette espece, dit-il, est semblable à la » vraie Pleurésie par la fievre, la diffi- » culté de respirer, la dureté du pouls, » la toux, & les crachats qui souvent » sont ensanglantés; mais elle en differe » par la douleur, qui est toujours située » au côté droit de la poitrine; par une » rougeur plus marquée de la joue gau- » che, & une légere teinte jaune qu'on

(*g*) Historia Hepatica Spec. 6.

» apperçoit à la peau, aux yeux, à la
» langue, aux urines & aux excrémens;
» la bouche est séche & amere, la bile
» se manifeste dans les crachats, avec le
» sang, la douleur descend jusqu'aux
» fausses côtes, & semble se fixer à l'hy-
» pocondre droit, sur lequel une pression
» légère cause un sentiment de douleur
» assez vif. »

Les vents & les excrémens retenus dans les intestins peuvent en imposer encore pour la vraie Pleurésie: & une méprise au sujet de cette espece, seroit d'une conséquence pernicieuse. Les histériques, les hypocondriaques, ceux dont les digestions se font mal, les gens de lettres & les ouvriers sédentaires, y sont très-exposés. La douleur paroît s'étendre de la poitrine jusqu'au dos. Les attaches du diaphragme offrent la raison de ce phénomène; la respiration est gênée, & les malades sont tourmentés d'une toux petite, fréquente & séche.

Il ne faut pas croire cependant, que dans le cas dont il est question, les vents se trouvent répandus indistinctement dans tout le canal intestinal: l'ouverture des cadavres a démontré qu'ils n'occupoient que la grande courbure du colon voisin du diaphragme ; on conçoit aisément qu'ils doivent en gêner l'action & les mouvemens. D'ailleurs, en empêchant le libre passage du sang à travers les veines de l'abdomen, il en fait refluer une plus grande quantité dans les poumons & la plevre. Je ne connois pas d'Auteur qui ait parlé de ces Pleurésies venteuses avant Fréderic Hofman (*h*). Baglivi, & après lui Huxham & Pringle (*i*), sont les seuls, si je ne me trompe, qui en aient fait mention. Ce dernier a même porté plus loin ses recherches. Il a observé que souvent la fievre n'étoit pas de la partie ; que le pouls n'étoit point dur, ni le sang coeneux. Pour ce qui regarde la méthode curative, nous indiquerons en passant que les saignées ne conviennent pas. Les carminatifs relâchans, appliqués avec des linges chauds sur la partie affectée, apportent du soulagement. Les vésicatoires sont efficaces, selon M. Pringle : vraisemblablement comme antispasmodiques. Les bains paroissent devoir être suivis d'un heureux succès. Le Médecin que nous venons de

---

(*h*) Consult. Medic. tom. 1. pag. 450.
(*i*) Malad. des Armées, tom. 1. pag. 219.

citer n'en dit rien : il y a apparence qu'il ne les a pas éprouvés. Les lavemens & les purgatifs conviennent encore beaucoup. Hippocrate & Huxham ont souvent vu ces douleurs pleurétiques se dissiper après avoir pris quelques lavemens ou poussé quelques selles.

Il ne faut pas croire que les symptômes ci-dessus énoncés, dont le concours est nécessaire pour constituer la pleurésie, paroissent dans le même tems ; ce n'est que successivement qu'ils se développent, & à des intervalles plus ou moins considérables, selon que la maladie a plus ou moins de violence, & que le sujet est plus ou moins vigoureux.

En général toutes les maladies aiguës débutent à peu près de la même maniere. La fievre, les frissons, une lassitude universelle, en sont les avant-coureurs ordinaires. Ce n'est le plus souvent que vers le troisieme jour que ces maladies prennent la marche qui leur est particuliere.

La dureté du pouls, que tous les Auteurs s'accordent unanimement à regarder comme un signe pathognomonique de la Pleurésie, peut ne pas s'y trouver. M. de Haen (*k*) en rapporte un exemple.

(*k*) Rat. Med. tom. 5.

Le siége de la Pleurésie n'est pas encore irrévocablement déterminé. Depuis Hippocrate jusqu'à nous, les plus grands Médecins ont été partagés là dessus. *Arétée*, *Galien*, *Paul d'Egine*, *Alexandre de Tralles*, *&c.* pensent qu'il faut le placer dans la plevre costalle. Ce sentiment est celui du plus grand nombre ; mais il s'en faut bien qu'il soit généralement adopté. Cælius Aurelianus (*l*) nous a transmis les noms de plusieurs Médecins qui regardoient la membrane externe du poumon, & le parenchime même de ce viscère, comme les seuls organes attaqués dans la Pleurésie. Hippocrate ne s'est point décidé ; dans ce conflict d'opinions, il a cru que la neutralité étoit le parti le plus sage ; & si dans ses ouvrages il se rencontre des textes qui semblent prouver qu'il favorisoit un sentiment préférablement à l'autre, qu'on se donne la peine de feuilleter un peu plus, & l'on en trouvera bientôt d'autres opposés aux premiers : d'où il semble que ce Pere de la Médecine avoit été alternativement entraîné dans les deux opinions, & qu'il a fini par suspendre son

(*L*) Morbor. Acut. lib. 2. cap. 16.

jugement : exemple bien propre à faire rougir ceux qui, par caprice & sans réflexion, adoptent ou rejettent les sentimens ou les découvertes de leurs contemporains (*m*).

Hofman (*n*) a crû que la surface extérieure du poumon étoit affectée dans la Pleurésie, & que si l'inflammation gagnoit un peu plus en avant, il en résulteroit une péripneumonie. Triller embrasse la même opinion (*o*). Petrus Servius, Médecin de Rome, a fait dans cette ville trois cens ouvertures de cadavres, auxquels il a constamment trouvé les poumons viciés, tandis que la plevre n'avoit reçu que peu ou point d'atteinte.

Ces observations, toutes concluantes qu'elles paroissent au premier abord, perdent beaucoup de leur force, si on considere que la Pleurésie ne marche que très-rarement sans la Péripneumonie ; d'où il suit que ces lésions graves du pou-

(*m*) Un Médecin très-connu, qui a bien voulu examiner cet Ouvrage, m'a fait observer que les contradictions que j'attribue ici à Hippocrate, prouvoient plutôt que tous les Ouvrages qui passent pour être de lui, n'en sont pas en effet.

(*n*) Medicin. Ration. System. Tom. 4. Part. 1. Sect. 2. Cap. 6.

(*o*) Comment. de Pleuritidæ.

mon pouvoient bien n'être qu'un effet, tandis que la premiere ſource du mal ſe trouvoit dans la plevre, ou même dans le tiſſu cellulaire qui la fixe à toute la ſurface interne de la poitrine ; car on ſçait (*p*) que ce tiſſu eſt ſouvent le ſiége des inflammations les plus rébelles. Haller, à qui ſes expériences ont appris que la plevre eſt inſenſible, ne place pas le ſiége de la Pleuréſie dans cette membrane. Il a été ſuivi par ſes ſectateurs, dont quelques-uns ont enchéri ſur lui (*q*).

Il ne manque pas de faits qui prouvent le ſentiment de ceux qui ſoutiennent que la plevre eſt le ſiége de la Pleuréſie. Cælius Aurelianus (*r*) cite en preuve ſes propres obſervations ; il a eu occaſion de trouver dans les cadavres des Pleurétiques, la plevre noirâtre & gangrenée. Diemerbroek (*s*) a ouvert, en préſence d'une nombreuſe aſſemblée, une femme morte d'une Pleuréſie ſuppurée. La plevre étoit enflammée depuis les clavicules, juſqu'au diaphragme ; il s'étoit formé

(*p*) Wanſwieten tom. 1. §. 375.
(*q*) Tralles de opio.
(*r*) Loco ſupra citato.
(*s*) Anatom. lib. 2. cap. 13.

un abscès qui avoit percé entre la quatrieme & la cinquieme côte; le poumon n'avoit contracté aucune adhérence avec cette membrane, & il étoit dans l'état le plus sain. La pratique a démontré plusieurs fois la même chose à l'Auteur que nous venons de citer. Harderus (*t*) a souvent trouvé des traces d'inflammation dans la plevre. Morgagni rapporte dans son excellent Ouvrage (*u*), des observations qui confirment celles de Diemerbroek & d'Harderus. Il est vrai aussi, & nous ne le dissimulerons pas, qu'il en rapporte d'entierement opposées, & en plus grand nombre. Il y a des Médecins qui ont pensé que l'inflammation de la plevre ne pouvoit causer la mort : l'observation de Diemerbroek, dont nous avons déjà parlé, prouve incontestablement le contraire : celles de Baillon & de Riviere viennent à l'appui de celle-ci.

De tous ces faits rapprochés, il en découle cette conséquence, que le siége de la Pleurésie varie dans les différens

(*t*) Apiarium observat.

(*u*) De sedibus & causis morb. per anatom. indagatis.

ſujets, ou qu'au moins il n'eſt pas encore bien déterminé. Heureuſement l'humanité ne perd rien à cela, & il eſt vraiſemblable que l'éclairciſſement de cette queſtion n'apporteroit aucun changement avantageux dans le traitement de cette maladie.

L'obſtruction de la plevre eſt généralement regardée comme la cauſe prochaine de la Pleuréſie. On eſt perſuadé qu'elle ne ſauroit exiſter ſans avoir été précédée par un engorgement des vaiſſeaux de cette membrane. Ces idées d'obſtruction & d'épaiſiſſement, que les Méchaniciens ont introduit dans la Médecine, ont ſans doute des avantages réels, & nous ne nions point qu'elles ne ſoient vraies juſqu'à un certain point; mais on les a beaucoup trop généraliſées. C'eſt une fureur commune aux partiſans des ſyſtêmes, de vouloir les adopter à tous les cas particuliers. Nous n'admettons point avec eux que l'obſtruction de la plevre ſoit abſolument néceſſaire pour la production de la Pleuréſie : l'expérience répugne à cette théorie. En effet, comment expliquer par-là les Pleuréſies bruſques qu'occaſionnent certaines matieres âcres portées dans les poumons avec l'air que l'on respire, ou quelques poisons pris à trop forte dose? Telle est, par exemple, la Pleurésie ou la Péripneumonie qu'on voit quelquefois survenir dans l'administration imprudente du sublimé corrosif. Nous avons eu occasion d'observer cette espece (x): la promptitude avec laquelle elle se montre, ne permet pas de penser qu'elle ait été précédée d'un engorgement. N'est-il pas plus naturel de présumer qu'en conséquence de l'irritation que ces corps âcres auront causé dans la poitrine, la nature, ou, si l'on veut, le principe vital, aura envoyé dans ces parties une plus grande quantité de sang, avec une vîtesse plus considérable: Ce qui seul suffit pour exciter une maladie inflammatoire des plus violentes.

Quelques exemples bien simples vont donner une idée complette de ce méchanisme. Personne n'ignore que lorsqu'on presse l'oreille de quelqu'un, elle devient rouge & s'enflamme; on y sent de la douleur & de la chaleur. On sçait aussi qu'il suffit de s'implanter une écharde

(x) Elle a été l'objet d'un Mémoire que j'ai présenté à la Société Royale des Sciences de Montpellier.

dans

dans le doigt, pour qu'il s'y forme dans peu une inflammation suivie quelquefois d'accidens terribles. La pudeur ne détermine-t-elle pas subitement le sang vers le visage? Dira-t-on que dans tous ces cas il y avoit une obstruction préexistente?

Hippocrate & Galien pensoient que la Pleurésie étoit causée par un arrêt de différentes humeurs dans la plevre, & par une putréfaction de ces mêmes humeurs. Cette putréfaction leur paroissoit indispensable pour expliquer la maniere dont la fievre étoit excitée. Ils croyoient que les vapeurs putrides qui s'en exhaloient, alloient irriter le cœur, & le déterminoient à une contraction plus vive & plus fréquente.

L'irréconciliable ennemi de l'Ecole, Vanhelmont (*y*), a substitué à l'engorgement, ce qu'il appelle *acidum hostile*. Son action sur la plevre est, dit-il, semblable à celle d'une épine qui seroit enfoncée dans cette membrane. Il crispe les vaisseaux, & produit ainsi l'inflammation. Ce système a le défaut de celui que nous venons de critiquer; il péche,

(*y*) Cap. plevra furens.

parce que Vanhelmont a voulu le donner comme général ; il auroit mieux fait de le restraindre aux cas où une sérosité âcre, fixée sur la poitrine, est la cause de la Pleurésie : ces cas ne sont pas rares : Hippocrate (*a*), Baglivi (*b*), Mocha (*c*), Branchi (*d*), Volgangi (*e*), les ont observés.

Nous ne croyons pas que l'*acidum hostile* de Vanhelmont mérite le ridicule que lui ont voulu donner Triller (*f*) & M. Wanswieten (*g*). Il est vrai que si par son *acidum hostile*, Vanhelmont avoit entendu parler des acides, il se seroit trompé. Ses remedes, au lieu de disposer aux maladies inflammatoires, sont au contraire très-propres à les guérir, & l'on en fait tous les jours un usage avantageux. Mais il est plus vraisemblable que par ces mots, il n'a prétendu exprimer qu'une matiere âcre quelconque. Cette explication est moins injurieuse à la mémoire de cet homme cé-

(*a*) Hippocrat. lib. de morb.
(*b*) Appendix ad pleuritidem.
(*c*) Consil. 24.
(*d*) Histor. Hepat. pag. 236.
(*e*) Centur. 1. fol. 7.
(*f*) Comment. de Pleuritide. pag. 14.
(*g*) Tome 3. pag. 16.

lebre, dont les écrits renferment des vérités précieuses qu'il ne faut pas confondre avec ses erreurs.

Nous n'avons point de systême nouveau à proposer sur l'inflammation, persuadés que sans le flambeau de l'observation on ne peut que s'égarer dans des routes inconnues. Nous croyons que les Médecins doivent uniquement s'attacher à suivre la nature dans sa marche. Il y a quelques années que M. de Bordeu dans une Thèse sur l'inflammation, soutenue aux Ecoles de Médecine de Montpellier, mit pour toute cause *theoria nulla*. Tout le monde applaudit ; mais personne n'a suivi l'exemple de ce grand Médecin. La démangeaison de raisonner est une de ces foiblesses agréables auxquelles il est impossible à certains hommes de résister. Ce n'est pas que nous soyons les ennemis déclarés de toute théorie : on en trouve dans cet Ouvrage ; mais elle sera puisée dans l'observation & l'expérience. L'empirisme a des défauts, sans doute, & nous ne prétendons pas les excuser.

Parmi les causes de la Pleurésie qu'il a plu aux Auteurs de nommer *procatarctiques*, la plus générale, sans contredit, eſt l'air; plongés continuellement dans ce fluide, il agit ſur nous intérieurement & à l'extérieur; il doit donc influer ſingulierement ſur l'économie de nos corps. Nous conſidérerons principalement ſa froideur & ſa ſécheresſe réunies : c'eſt ſous ce double aſpect qu'il nous importe le plus de l'enviſager.

Les effets évidens de l'air froid & ſec ſont de resſerrer la peau, de la rendre plus forte & plus ridée, de diminuer le diametre des pores, & conſéquemment la tranſpiration. Ces effets ne ſe bornent pas à l'habitude extérieure : tous les ſolides s'en resſentent. Les fibres acquierent plus de force & d'élaſticité; l'action des vaisſeaux ſur les fluides qu'ils contiennent, devient plus vigoureuſe: de là doit nécesſairement réſulter plus de chaleur & de cohéſion dans les globules rouges du ſang.

A ce que nous venons de dire, nous ajouterons que l'air froid & ſec, plus peſant & plus élaſtique, doit encore, à raiſon de ces deux dernieres qualités, & par la presſion qu'elles exercent ſur le corps, produire un effet plus marqué. Le ſang trouvant une réſiſtance inaccoutumée dans les vaisſeaux capillaires de la peau, eſt obligé de refluer vers l'intérieur, & de ſe porter ſur le viſcère le plus foible : il y a déjà long-tems qu'on a remarqué que c'étoit les poumons (*h*) ; la difficulté de reſpirer qu'on éprouve dans les grands froids en eſt une preuve inconteſtable.

Il y a une ſeconde raiſon pour que les poumons ſoient plus affectés dans les grands froids. La membrane qui revêt l'intérieur des bronches, eſt d'une ſenſibilité que tout le monde connoît. Une goutte d'eau qui s'eſt gliſſée dans la trachée-artère, la met en contraction, & cauſe une toux qui ne s'appaiſe que par ſa ſortie. Quel froncement ne doit pas opérer l'air froid ſur cette membrane ? D'ailleurs elle a une fonction analogue à celle de la peau : je veux dire de laiſſer ſortir une partie du ſuperflu de nos humeurs dont l'air ſe charge : lorſque la peau eſt contractée, il faut que le défaut de la tranſpiration cutanée ſoit compenſé par l'excès de la pulmonaire. Comment cette fonction pourra-t-elle s'exé-

(*h*) Aretée s'exprime ainſi : *Trahit enim* (*humores*) *in ſe ipſum pulmonarus & calidus, & ad proximè trahenda ſe ſe commovens*. Cap, 10. pag. 17.

cuter dans une c[illegible]pation si générale ? Le poumon doit donc s'engorger par cette double cause.

Quelques Auteurs, comme Triller (*i*), ont cru que le sang pouvoit être congelé par le froid dans les poumous, de la même maniere qu'on voit se geler l'huile, l'eau, le vin, &c. Huxham n'est pas éloigné de ce sentiment. Voici ses propres termes (*k*): « L'air, par son grand » froid, & par son application presque » immédiate au sang, dans les vésicules » & cellules pulmonaires, peut le con» geler, ou du moins le condenser con» sidérablement. Il y a plusieurs exem» ples qui prouvent, qu'un air extrême» ment froid a produit un arrêt absolu » & subit du sang dans le poumon, » & a fait mourir presque dans un ins» tant. »

Jusques ici l'air a été considéré comme pur & sans aucun mélange de parties hétérogènes; mais on sçait qu'il peut être le véhicule de diverses exhalaisons qui affectent encore plus fortement le poumon, non seulement en contractant ses

(*i*) De Pleuritide, pag. 13.

(*k*) Loco cit. pag. 241.

véſicules ; mais encore en corrodant les ſolides, & coagulant les fluides. En Angleterre (*l*), on voit une grande quantité de ces exhalaiſons, parce que ce Royaume abonde en eaux minérales & en mines de charbon de terre. Auſſi les maladies inflammatoires de la poitrine y ſont-elles plus communes qu'en Hollande, où l'air, quoique plus humide, eſt plus propre à être reſpiré, parce qu'il eſt exempt de vapeurs minérales.

Un air humide & ſans reſſort, dit Verna (*m*), peut engendrer la Pleuréſie. Il paroît que ce Praticien s'eſt trompé. Les Médecins n'ont pas obſervé des Pleuréſies dans une telle conſtitution de l'atmophère : elle eſt bien plus fertile en fievres malignes, en hydropiſies, en rhumatiſmes, &c.

Les bains froids, dans une ſaiſon froide, peuvent, ſelon la remarque de Verna, être rangés parmi les cauſes de la Pleuréſie. Ils agiſſent à la maniere des corps froids : c'eſt un ſecond agent qui, ſe joignant à l'air, lui communique plus de force & d'intenſité.

(*l*) Aiburthnot, effets de l'air ſur le corps humain.
(*m*) De Pleuritide, page 4.

D'après ces faits, on comprendra sans peine pourquoi c'est dans l'hyver que la Pleurésie cause les plus funestes ravages.

Après l'hyver, le printems est la saison qui voit le plus éclorre de ces maladies. Il ne faut chercher la raison de cela, que dans la succession très-rapide des vents du Nord-Est, de ceux du Couchant & du Midi. D'ailleurs il est d'expérience que c'est dans le printems surtout que toutes les maladies épidémiques se développent : peut-être est-ce parce que la nature, que les frimats avoient engourdie, commence alors à reprendre ses droits sur tous les corps animés. Mais que nous ayons rencontré juste ou non, peu nous importe ; le fait est vrai, cela doit nous suffire. Les Ouvrages immortels des Baillou, des Sydenham, des Ramazzini le confirment.

L'automne est moins fertile en Pleurésies, que les deux saisons qui la précédent, ou si l'on en observe, elles sont rarement inflammatoires, presque toujours on les voit compliquées avec la fievre putride. Baillou a judicieusement remarqué que, dans les maladies automnales, la pourriture étoit très considérable ; qu'il falloit saigner peu, & insister

insister principalement sur les purgatifs. C'est ici le cas d'appliquer la méthode de *Rulland*, contre laquelle *Triller* s'éleve avec tant de force. Elle consiste, cette méthode, après une saignée, ou même deux, si l'état du poulx l'exige, à donner l'émétique : ce qui, dans la Pleurésie simple, seroit mortel.

L'Été ne produit aucune Pleurésie. Arétée (*n*) l'avoit bien apperçu ; & Pringle l'a confirmé (*o*). Cet habile Observateur a vu que, tant que les chaleurs duroient, les Soldats étoient à l'abri des maladies inflammatoires, & qu'elles ne commençoient à se déclarer, que lorsque l'Été devenant pluvieux, les Soldats étoient couchés dans un terrein humide, & revêtus d'habits mouillés. Ce fait ne quadre gueres bien avec la théorie des Écoles. La chaleur enlevant au sang la partie la plus fluide qui lui sert de véhicule, il semble qu'elle devroit lui faire contracter une disposition à la ténacité, & par conséquent à la Pleurésie que les Humoristes regardent comme un effet de cette disposition. Ils ne font pas attention, ces Messieurs, que les boissons que l'on

(*n*) Loc. sup. cit.
(*o*) Malad. des armées, tom 1.

prend en Été, compenſent la quantité de ſéroſité qui ſe diſſipe.

Qu'on ſe garde cependant bien de conclure de ce que nous venons de dire, que pour ſe garantir des maladies inflammatoires en Hiver, il faut ſe renfermer dans les appartemens les plus chauds. Ce principe condamnable, & malheureuſement trop ſuivi, fait périr, chaque année, un grand nombre de perſonnes.

Quand même les diverſes occupations de la vie n'obligeroient point les hommes à ſortir de ces appartemens *comme ſcellés* : les vents coulis ne devroient-ils pas inſpirer la crainte la mieux fondée? Ils font ſur la peau, dont ils trouvent les pores ouverts, une impreſſion vive qui la criſpe & la reſſerre. L'action de ces vents eſt proportionnée à la force de leur courant: c'eſt une vérité que l'Hydraulique a démontrée (*p*). Nous ſerions d'avis qu'on n'habitât que les chambres modéremment échauffées : encore voudrions-nous que ce ne fût pas par des poëles. Leur chaleur eſt trop uniforme, & les émanations qui s'en échappent, ſont inſalubres. Mais ce n'eſt pas ici le lieu de nous étendre ſur cet objet.

(*p*) Sgraveſend. Phyſices element. Mathem.

L'influence des boiſſons glacées eſt encore bien plus pernicieuſe, que celle de l'air froid. M. Wanſwieten (*q*) n'a jamais obſervé de Pleuréſies plus meurtrières, que celles qui dépendoient de cette cauſe. Il parle d'un jeune homme de condition, qui, jouant à la paume, & s'étant échauffé juſqu'à la ſueur, voulut, pour étancher ſa ſoif, prendre une caraffe de limonade glacée, laquelle lui donna une Pleuréſie qui le conduiſit au tombeau dans trois heures. Diemerbrock rapporte qu'un Ouvrier, occupé à jouer par un jour très-chaud, ſe donna une Pleuréſie mortelle pour avoir bu de la bierre. Bonnet (*r*), dans le Recueil immenſe d'Obſervations que nous avons de lui, en a conſigné pluſieurs de cette nature. Il n'eſt pas d'Obſervateur qui n'en ait fait de ſemblables ; il ſeroit trop long, & hors de propos, de les tranſcrire ici. Nous nous contenterons d'en rapporter une ſeule que ſa ſingularité rend intéreſſante.

Dans le mois de Juin de l'année 1767, un Muletier, preſſé par une ſoif ardente, but avec avidité, & ſans meſure, de

(*q*) Tom. 3, de pleuritid.
(*r*) De ſubit. mortib. lib. 1, cap. 7.

l'eau d'une fontaine qui se trouva sur sa route. Il tomba en foiblesse dans l'instant même, & fut transporté au plus prochain Village, où il mourut une heure après. L'estomac & la courbure du colon furent trouvés livides & gangrenés. Le foie, dans toute sa face concave, étoit couvert d'une croute semblable à celle du sang des Pleurétiques.

M. Wanswieten explique ces Pleurésies, par l'impression que les boissons glacées font sur l'ésophage : impression qui se communique aux artères intércostales voisines, & condense le sang qui circule dans leur cavité. Il paroîtroit plus raisonnable d'en placer le siége dans l'estomac & les parties adjacentes. L'observation que nous venons de rapporter, semble appuyer cette conjecture. Au reste, l'ouverture des cadavres peut seule éclaircir tous les doutes. Ce même fait, pour le dire en passant, prouve combien Lancisi étoit fondé à ranger les boissons froides, avalées pendant que le corps est en sueur, parmi les causes des morts subites (*s*).

Les Médecins ont remarqué que les

(*s*) De subitan. mortib. lib. 1, cap. 7.

alimens sont une des causes les plus communes de la Pleurésie. Il n'est pas nécessaire, pour que cela arrive, qu'ils soient mal digérés, comme le vulgaire se persuade faussement. La surabondance du sang qu'ils fournissent, en causant la pléthore, ne dispose que trop aux maladies inflammatoires. Que sera-ce, si les digestions sont viciées ? le chile crud & mal conditionné qui en résultera, communiquant ses mauvaises qualités au sang, lui fera contracter la disposition inflammatoire. Les viandes durcies à la fumée, les poissons salés, les ragoûts, &c. sont les plus propres à produire cet effet. Triller compte aussi les fruits légumineux (*t*) ; il a sans doute voulu parler des pleurésies venteuses.

Tout le monde sçait que l'abus des liqueurs spiritueuses peut causer la Pleurésie. Les Allemands, les Anglois & les autres Peuples du Nord qui boivent beaucoup d'eau-de-vie, en fournissent la preuve. La manière dont elles agissent, n'est pas moins connue. Si l'on en verse sur du sang nouvellement tiré de la veine,

(*t*) Comment. de Pleurit.

il en eſt coagulé ; l'eſprit de vin injecté dans les vaiſſeaux, ſoit artériels, ſoit veineux, fait périr l'animal ſur lequel on a tenté l'expérience (*y*). Ce n'eſt pas que nous prétendions que ces liqueurs avalées, produiſent le même effet. Nous n'ignorons point que les humeurs avec leſquelles ces boiſſons ſpiritueuſes ſe mêlent avant de parvenir au torrent de la circulation, énervent beaucoup leur force, mais elles ne la réduiſent pas à zero : & nous ne ſerons jamais de l'avis de deux hommes célèbres (*z*) qui penſent que les liqueurs affoiblies, loin de coaguler le ſang, lui donnent au contraire de la fluidité. Une funeſte expérience prouve que l'eau-de-vie condenſe les humeurs des vaiſſeaux lymphatiques de l'eſtomac. A quel autre agent peut-on raiſonnablement attribuer les ſquirres & les concrétions cartilagineuſes qu'on trouve ſi ſouvent à l'Hôpital de la Charité de Paris ? Il n'y a point

---

(*y*) Boyle, Chimie de Boerrh. Freind, Pitcarn. Swenke, theſ. *an à potibus ſpirituoſis præmatura ſenectus ?* ſoutenue aux Ecoles de Paris en 1749, par M. Dorigni.

(*z*) Malpighi. Ant. de Heide, obſ. 90, Courten, Philoſoph. Tranſact. n°. 335, Petit, &c.

de remède à ces maux, parce qu'on ne les ſoupçonne que lorſqu'ils ne peuvent plus être guéris.

Les exercices violens, les mouvemens long-tems continués, les paſſions vives de l'ame, ne ſont pas des cauſes *directes* de la Pleuréſie : elles ne le deviennent que par l'imprudence des hommes qui paſſent bruſquement d'un extrême à l'autre; d'un grand travail, à un repos abſolu; du chaud, au froid. La nature n'eſt point accoutumée à ces tranſitions ſubites: *natura non facit ſaltus.*

Verna (*a*) croit que chez les perſonnes robuſtes, l'abſtinence du coït, pouſſée trop loin, peut diſpoſer à la Pleuréſie. Cette cauſe, ſi elle exiſte, eſt bien rare dans le ſiècle où nous vivons. Les ſucceſſeurs de Verna n'ont pas cru devoir en faire mention. Nous ne connoiſſons aucun Médecin qui en parle. Il n'y a guères que ceux qui ſont chargés de la ſanté des Nones ou des Moines, qui puiſſent nous apprendre des choſes intéreſſantes ſur cet objet. Au reſte, l'Auteur que nous venons de citer, n'eſt pas embarraſſé d'expliquer comment cela ſe

(*a*) Cap. 2, de cauſ. pleurit. pag. 56.

fait. Les particules salino-sulphureuses, dont il suppose que la semence abonde, étant repompées dans la masse du sang, y portent le trouble & le désordre, mettent les fibres en convulsion ; d'où résultent la fiévre & les autres accidens pleurétiques.

Le même Auteur propose encore une autre cause de la Pleurésie qui ne peut entrer que dans la cervelle d'un raisonneur raffiné. C'est une distribution contre nature des vaisseaux de la plêvre dont l'effet est de retarder le cours du sang, & de former ainsi des obstructions. Nous n'avons rapporté ceci, que pour montrer jusqu'à quel point d'extravagance l'imagination conduit quelquefois ceux qui la prennent pour guide.

La suppression des évacuations accoutumées, & sur-tout des évacuations sanguines, donne fréquemment lieu à la Pleurésie. C'est un fait généralement avoué : on nous dispensera donc d'entrer dans le détail des preuves : mais il ne sera pas hors de propos de dire un mot de la manière dont ces excrétions supprimées peuvent causer la Pleurésie.

Quelques Auteurs ont avancé qu'il ne falloit calculer leurs mauvais effets, que par la quantité de levain morbifique qu'elles entraînoient au dehors, & qui se trouvoit par-là retenue. Cette proposition est fausse. Il se peut que le *noxium* de la plupart des évacuations habituelles y fasse quelque chose; mais on doit avoir incomparablement plus d'égard à la pléthore que ces suppressions occasionnent; cette erreur dans la théorie peut mener à une conséquence dangereuse dans la pratique. Nous croyons que dans toutes les maladies qui viennent à la suite d'une évacuation supprimée quelconque, il faut sur-tout tourner ses vues du côté des évacuans: les adoucissans ne doivent être donnés, que comme accessoires.

La morsure du Serpent à sonnettes, produit en Amérique, une vraie Pleurésie contre laquelle les Américains ont un remède assuré. Il y a plusieurs années que l'analogie fit conjecturer que ce même remède, administré dans la Pleurésie d'Europe, pourroit être utile: on en fit l'essai, & nous aurons soin de rapporter en son lieu, l'effet qu'on en observa, les corrections que la sagacité des Observateurs y a faites, la doze de ce médicament, & enfin quelles sont les véritables indications qui exigent qu'on en fasse usage. L'explication de ce phénomène est couverte d'épaisses ténèbres ; l'art de guérir n'est point encore assez avancé , pour qu'on puisse en développer le méchanisme d'une façon satisfaisante.-Il y a bien plus long-tems qu'on est instruit que la morsure de la Vipère cause l'ictère ; comment cela se fait-il ? Nous ne le sçavons pas mieux.

Une autre cause assez fréquente de la Pleurésie, & à laquelle les Praticiens ne font pas ordinairement assez d'attention, c'est l'abus des corps à Baleine. Depuis long-tems les Médecins & les Philosophes déclament avec chaleur contre cet usage ridicule & barbare qui veut assujettir la nature à la bizarrerie d'un goût extravagant. On veut faire une taille fine; & l'on n'obtient qu'un corps déformé , des épaules plus hautes l'une que l'autre ; la principale action du corps portant sur les fausses côtes , les fait rentrer , & oppose par-là un obstacle au mouvement du diaphragme. D'ailleurs , les vraies côtes des jeunes enfans qui sont les premieres victimes de cette coutume , n'ayant point encore achevé de prendre leur développement & leur solidité, restent plus petites, & s'applatissent; d'où résultent nécessairement la diminution de la Poitrine, son *resserrement* & la gêne des viscères qu'elle renferme. Il n'en faut pas davantage, pour exposer les personnes qui portent des corps, aux maladies inflammatoires de la Poitrine. Huxham (*b*) a souvent vu des crachemens de sang qui dépendoient de ce principe. On sent bien, sans qu'il soit besoin de le dire, combien il importe, dans ce cas, de découvrir la véritable source du mal : sans cette connoissance, on agiroit en aveugle, & tous les remédes seroient infructueux.

La Pleurésie est une maladie de tous les âges & de tous les sexes. Il y a néanmoins quelques modifications à remarquer Cœlius Aurelianus (*c*) a observé qu'elle attaquoit plus souvent les hommes que les femmes : celles-ci ayant le tissu des solides plus lâche, les humeurs moins cohérentes, & une perte sanguine tous les mois : cette derniere raison, est peut-être la meilleure qu'on puisse don-

(*b*) Loc. sup. cit.
(*c*) De morb. acut. lib. 2, cap. 13.

ner de ce fait. Hypocrate avoit remarqué que la Pleurésie n'arrivoit point avant l'âge de puberté (*d*); la raison pour les enfans est la même que pour les femmes.

Parmi les hommes, ceux qui sont les plus sujets aux Pleurésies, sont les gens maigres, secs, ceux dont le tempérament est bilieux. Il est de fait qu'ils ont les vaisseaux plus gros, que les personnes grasses & phlegmatiques.

Les Pléthoriques, sur-tout, y sont très-disposés; les habitans de la Campagne; ceux à qui la nature ou le travail ont donné des fibres fortes & élastiques. De ce nombre, sont les Chasseurs, les Soldats, les Coureurs, les Cochers, les Trompettes, &c. Si, comme nous l'avons dit plus haut, les femmes ressentent plus rarement les effets de la Pleurésie, elles achetent bien cher ce privilège, puisque les accidens sont plus terribles, lorsqu'elles sont attaquées de cette maladie. La raison de cela est qu'on doit supçonner que quelque cause très-active y a donné lieu. Il en est de mê-

(*d*) *Morbi hi antè pubertatem non fiunt.* Evac. præc. n°. 611.

me de l'Apoplexie : elle tue plus vîte les jeunes gens que les vieillards ; & d'autant plus vîte, qu'elle est moins ordinaire à cet âge.

Ceux qui ont des rapports aigres, sont exempts de la Pleurésie (*e*). Les alimens ne suivent leur pente naturelle, je veux dire l'acescence, que chez les sujets dont les organes ont un défaut de ton qui ne leur permet pas de les assimiler aux humeurs animales. Cette foiblesse d'organes les fait rentrer dans la classe des enfans & des femmes.

L'âge le plus sujet aux maladies inflammatoires, s'étend depuis huit ans jusqu'à quarante.

Cependant la vieillesse n'en est point exempte. Aretée-même (*f*) dit formellement que les vieillards y sont les plus exposés ; mais qu'ils en réchappent avec la plus grande facilité, pour la raison, ajoute-t-il, qu'il ne sçauroit se former une vive inflammation dans un corps dessèché.

Avenzoar a remarqué que les personnes qui rendent des excrémens liquides;

(*e*) Hypocrat. aphor. 33, lib. 6.
(*f*) Cap. 10, pag. 19.

ainsi que ceux qui portent des cautères, étoient rarement attaqués de Pleurésie. (*g*). En un mot, tous les écoulemens habituels, nous en mettent à l'abri, surtout, si ces écoulemens sont sanguins, comme chez les Hémorroïdaires (*h*).

Toutes choses égales d'ailleurs, il est certain que ceux qui ont essuyé des Pleurésies, contractent une disposition qui les y rend plus sujets dans la suite. On sçait qu'après les inflammations violentes, il reste souvent une dureté squirreuse dans les parties qui en ont été le siége; sur-tout, si ces parties sont glanduleuses. On sçait encore que les membranes enflammées deviennent dures & épaisses, & que l'adhérence du poumon à la plévre, est une suite presqu'immanquable de la Pleurésie. Cela posé, on conçoit facilement que ces états contre nature doivent plutôt déterminer le retour de la Pleurésie.

Le vrai point d'où il faut partir, pour juger du danger d'une maladie, est de considérer quel est l'organe affecté. Plus les fonctions de cet organe seront essen-

(*g*)
(*h*) Alberti de Hemorroïdibus.

tielles pour la prolongation de la vie, plus la maladie sera grave. Voilà le principe général dont il ne faut jamais s'écarter : il est vrai qu'il y a une foule de circonstances qui doivent modifier le prognostic : il seroit fastidieux, peut-être même impossible, de les rappeller ici toutes : elles n'échappent pas au vrai Praticien, & le Routinier n'en a pas besoin ; il ne sçauroit en profiter. Il nous suffira de dire que, toutes choses égales d'ailleurs, plus le siége d'une maladie est étendu, plus il y a de fonctions lézées, plus le nombre des symptômes est multiplié, &c. plus il y a à craindre, plus le prognostic doit être fâcheux.

Le tempérament du malade, son âge, ses forces actuelles, l'état de ses humeurs, le caractere de la maladie, lorsqu'elle est épidémique, meritent une attention singulière. La tranquillité de l'ame surtout est nécessaire : on ne sçauroit s'imaginer combien elle influe sur l'évenement. Hypocrate n'a pas oublié d'en faire mention : *in morbis mente benè constare bonum*, nous dit-il, dans ses aphorismes.

La pusillanimité est la source d'une infinité de maux : de ceux, surtout, qui ſont les plus rébelles au pouvoir de notre Art (*i*). Si quelqu'un s'aviſoit d'en douter, qu'il jette les yeux ſur le nombre des hyſtériques & hypocondriaques ; il n'en trouvera pas un ſeul exempt du défaut dont nous parlons : peut-être-même eſt-ce dans cette inſtabilité de l'ame, qu'il faut chercher la raiſon du plus grand danger que la Pleuréſie fait courir aux perſonnes du ſexe. Tous les Auteurs gardent un profond ſilence ſur cette cauſe : ils ne l'ont pas même ſoupçonnée.

La Pleuréſie, comme toutes les inflammations, tant externes qu'internes, a quatre terminaiſons principales : la *réſolution*, la *ſuppuration*, le *ſquirre* & la *gangrène*. La deſquammation n'a lieu qu'à l'habitude du corps ; du moins l'ouverture des Cadavres ne l'a point offerte juſques ici à l'intérieur. On nous objectera peut-être que le doute que nous élevons eſt ridicule ; qu'il eſt palpable qu'il ne ſçauroit ſe former des deſquammations à l'intérieur, vu qu'il n'y a point d'épiderme. Cette objection paroît forte d'abord : elle tombe cependant,

(*i*) V. Klockof de morbis animi.

si l'on fait attention que toutes les membranes en général ne sont que des lames du tissu cellulaire fortement appliquées les unes sur les autres. On peut aisément les séparer par la macération. Cela étant, je ne vois pas qu'il soit ridicule d'appeller *desquammation* l'enlevement de la premiere couche du tissu cellulaire. Quoi qu'il en soit, notre dessein n'est pas de traiter *ex professo* des signes qui nous font connoître ces diverses terminaisons. Tous les Auteurs Classiques en ont parlé. M. Wanswieten, sur-tout, est descendu dans un détail qui ne laisse rien à désirer sur cet objet.

En commençant la curation de la Pleurésie, nous croyons à propos d'avertir qu'il est impossible de donner un traitement qui convienne à toutes les espèces: ce que nous en dirons, sera générique: c'est à la sagacité du Médecin à sçavoir démêler le remède convenable, dans le cas particulier qui se présentera à lui. Qu'il ne s'attende point à trouver dans les Auteurs, des règles qui puissent le diriger; plus il en lira, plus ses idées s'obscurciront. La confusion qui regne dans les ouvrages de la plûpart; le raisonnement plus séduisant que vrai des autres; enfin leurs contradictions avec eux-mêmes, & sur-tout avec cette classe peu nombreuse de Médecins qu'ils appellent *Empyriques*, tout cela, dis-je, le jettera dans une perpléxité plus funeste peut-être que son ignorance. Il ne seroit pas difficile de citer des gens de beaucoup d'esprit, qu'un excès de lecture a gâtés. Ils eussent été des Médecins excellens, la nature leur avoit départi un génie propre à saisir & à aider ses révolutions; en un mot, ils eussent guéri, & ils se borneront à raisonner pitoyablement, sur ce qu'ils ne comprennent pas. Du fond d'un Cabinet, ils dicteront des règles de pratique que l'expérience renversera. Malheur au genre humain, si ces personnes deviennent jamais Professeurs dans quelque Université! on pourra dire d'eux, ce que Sydenham disoit des échauffans, *qu'ils avoient été plus nuisibles que la poudre à canon.*

Le meilleur Livre qu'un jeune Praticien puisse consulter, est celui que la nature présente à ceux qui veulent se donner la peine d'y lire. C'est au lit des Malades qu'il faut se former. C'est en comparant les maux qu'ils éprouvent, avec les tableaux originaux que les anciens nous en ont laiſſés, qu'on pourra ſe faire un ſyſtême ſur les maladies, auſſi vrai que ſolide; qu'on ſaiſira les rapports qui les lient les unes aux autres, & le point de vue exact ſous lequel elles doivent être traitées.

Ceux qui ont étudié de la maniere dont nous venons de le dire, ne feront pas expirer les Malades ſous un tas de remèdes qui ſe ſuccédent rapidement. Perſuadés que la nature ſe ſuffit dans le plus grand nombre des cas, ils ſçauront ſe préſerver de la funeſte démangeaiſon de formuler à chaque viſite; ils n'agiront que lorſque la nature ne pourra pas ſubvenir à l'ouvrage.

Mais à quel ſigne, dira-t-on, connoître qu'elle eſt victorieuſe, ou prête à ſuccomber? Il en eſt pluſieurs: mais le plus ſûr, ſans doute, c'eſt le *POULS*, il eſt la vraie bouſſole du Médecin; il a une expreſſion particuliere que peu de gens entendent, mais que tout le monde peut entendre, en liſant les ouvrages de MM. Bordeu & Fouquet. Nous ne ſçaurions trop inviter les jeunes Médecins à s'en nourrir; ils ſe convaincront par eux-mêmes que rien ne peut y ſuppléer.

Dans l'énumeration des remèdes que l'on emploie ordinairement pour combattre la Pleurésie, nous avertissons, encore un coup, que nous parlerons en général. Qu'on ne soit donc pas surpris de rencontrer des cas où l'on ne sçauroit faire l'application de la plûpart des secours que nous allons indiquer.

Le premier, le plus efficace de tous, c'est, sans contredit, la saignée; c'est par elle qu'on débute; & le Public y est si accoutumé, qu'un Médecin appellé, auprès d'un Pleurétique, exposeroit sa réputation, s'il s'avisoit de tenir une autre route. Il nen faut point être surpris : ce sont les Médecins eux-mêmes qui ont appris à ce Public, à penser de la sorte.

De tous les Auteurs que nous avons lus, il n'en est point qui parle avec plus d'enthousiasme, de la saignée, que Triller. Il la regarde comme *l'anchre sacrée* à laquelle seule il faut recourir. La violence des symptômes, dit-il, ne résiste pas à des saignées fréquentes & copieuses faites au commencement de la Maladie : on la voit s'éteindre subitement : helas ! nous n'avons pas éprouvé souvent la réalité de ces belles promesses. Triller ne les a pas toujours éprouvées lui-même. Ce n'est pas que nous ne croyions ce secours très-utile ; mais encore faut-il qu'il soit manié par une main habile : on a bien raison de dire que, dans celles des ignorans, les meilleurs remèdes se changent en poison. Il n'en est pas dont on ait abusé plus étrangement que de la saignée. Nous ne nous étendrons pas davantage sur ce sujet : nous ne pourrions que répéter ce qu'on a déja dit (*k*). Le tems, ce Juge lent, mais sûr des choses humaines, & qui sçait les réduire à leur juste valeur, dessillera peut-être un jour les yeux, & fera sentir les inconvéniens de cette pratique sanguinaire. En attendant, qu'il nous soit permis de rapporter un fait dont nous avons été témoin ; il prouvera jusqu'où peut aller la fureur de répandre du sang.

Un Médecin en réputation voyoit un Pleurétique qu'il avoit fait saigner *quatorze fois.* Un matin (c'étoit, si je ne me trompe, le dixieme jour de sa maladie),

---

(*k*). V. un Livre intitulé, *Abus de la Saignée.* Ils y sont démontrés au doigt & à l'œil. Il n'est guéres possible de se refuser à la force & à l'évidence des preuves que l'Auteur a sçu répandre dans cet ouvrage.

il trouva le point de côté augmenté ; la respiration plus embarrassée, des anxietés cruelles ; le visage rouge, tirant sur le livide. Le pouls étoit foible, petit, mais très-accéléré : *quel dommage*, s'écria alors le Médecin, *qu'il n'y ait pas assez d'étoffe pour faire une quinzieme saignée.* Ce Malade périt deux jours après.

Toute l'antiquité a reconnu l'utilité de la saignée dans la Pleurésie. Vanhelmont est le premier qui ait osé la proscrire entierement du traitement de cette maladie. Il lui avoit substitué les alkalis volatils & les sudorifiques avec lesquels il prétendoit les guérir toutes. Il est impossible d'excuser l'opiniâtreté avec laquelle il soutint cette erreur malgré les funestes exemples que sa propre expériénce devoit souvent lui mettre sous les yeux. Mais y-a-t-il dans son fait autant d'entêtement & de mauvaise foi qu'on a voulu le dire ? Cela n'est pas prouvé. Peut-être le défaut de son siecle étoit-il le même que celui du nôtre ; peut-être ne fut-ce qu'après avoir été plusieurs fois le témoin du mauvais succès des saignées abondantes, qu'il prit le parti de les bannir entierement. Que ce juste milieu dans lequel la vérité se trouve, est difficile à tenir! Vanhelmont, pour éviter un écueil, donna dans un autre non moins dangereux, & dont il fut la triste victime, puisqu'il mourut d'une Pleurésie, de laquelle tous les sudorifiques ne purent le tirer.

Quelques anciens avoient avancé qu'il étoit bon de tirer du sang jusqu'à défaillance. Aretée (*l*) s'est récrié avec force contre cette mauvaise manœuvre. Elle fait, dit-il, dégénérer la Pleurésie en Fluxion de Poitrine. Cette remarque d'Aretée a produit son effet. L'usage d'ouvrir la veine jusqu'à défaillance, est tombé dans l'oubli. On ne fait plus aujourd'hui que de petites saignées: encore même, pour prévenir ce *deliquium animi*, tous les Praticiens recommandent-ils de faire coucher le Malade, lorsqu'on le saigne. Cette précaution est fort sage, sur-tout à l'égard des personnes du sexe qui tombent facilement en pamoison.

On ne sauroit croire de quelle conséquence il est de faire à la veine une large ouverture qui permette au sang un li-

(*l*) De curat. Pleuritid. pag. 136.

bre cours. Il est de fait, qu'à quantités égales, lorsque le sang ne sort que par une petite ouverture, la saignée ne soulage pas aussi sensiblement, que quand elle coule par une grande.

La saison & l'état de l'atmosphère doivent encore fixer l'attention du Praticien. Il est constant qu'en Hyver, on supporte plus aisément les saignées, qu'en Eté; dans le Printems, qu'en Automne. Lorsque l'air est humide & chaud, la saignée réussit moins bien & affoiblit plus, que lorsqu'il est froid & sec.

Il faut être plus réservé dans l'administration de ce remède, chez les enfans, les vieillards & les femmes enceintes, sur-tout lorsqu'elles approchent du terme de leur grossesse. L'avortement ou la mort du fœtus seroient les suites d'un excès dans ce genre, ou tout au moins, une foiblesse dont l'enfant se ressentiroit le reste de ses jours.

Il arrive assez souvent dans les Maladies inflammatoires de la Poitrine, que le sang ne coule pas, quoique l'incision soit grande, & que le Malade paroisse vigoureux; il ne faut pas que les jeunes Praticiens s'en étonnent, & fassent fermer la veine. Ce Phénomène arrive

pour

pour deux raiſons ; la premiere, c'eſt que le ſang étant très-épais, circule avec difficulté ; la ſeconde, c'eſt que les Malades à cauſe du point de côté qu'ils reſſentent, ne faiſant que de petites inſpirations, il ne paſſe à travers les poumons, qu'une petite quantité de ſang. Le vrâi remède, dans le premier cas, eſt de frotter le bras avec des flanelles chaudes, ou de le fomenter avec des éponges trempées dans l'eau chaude ; & dans le ſecond cas, de faire touſſer ou éternuer les Malades. Les ſecouſſes qu'ils éprouvent dans cette action, fait jaillir le ſang avec violence : mais comme les Malades n'entendent pas raiſon quelquefois, il eſt bon de les y forcer par des moyens phyſiques.

Pour cet effet, on conſeille de leur faire avaler une cuillerée de vin ou de vinaigre chaud : ou ce qui vaut encore mieux, de leur en faire reſpirer la vapeur. Si cela n'eſt pas ſuffiſant, la graine de moutarde récemment pulvériſée, la poudre même d'euphorbe dont on leur feroit auſſi recevoir la vapeur, pourroient être employées ; ce dernier remède exige de la prudence : on ſçait qu'il fait éternuer juſqu'au ſang.

La petiteſſe du pouls qu'il n'eſt pas rare d'obſerver au commencement des fièvres aiguës, en général, en a ſouvent imposé; elle a paru l'effet d'une vraie foibleſſe provenant d'un *manque* de ſang, & a conſéquemment fait omettre la ſaignée. Il eſt très-eſſentiel de ne pas s'y tromper. Voici la marque à laquelle on pourra diſtinguer ces deux cas. Si le pouls eſt réellement foible, il s'éteint lorſqu'on appuye ſur l'artère; mais ſi le pouls n'eſt qu'opprimé, & qu'on preſſe avec les doigts, on ſentira une réaction égale: après la ſaignée, le pouls ſe développera, & prendra ſon caractere.

C'eſt un précepte général, que les ſaignées ne doivent être faites que dans les trois ou quatre premiers jours de la maladie; paſſé lequel tems, on a obſervé qu'elles nuiſoient & ſupprimoient les crachats. Nous n'ignorons pas qu'il y a quelques obſervations contraires; mais elles ne doivent pas faire enfreindre la loi. L'obſervation la plus ſurprenante peut-être qu'il y ait eu en ce genre, c'eſt celle de M. de Haën. Ce Praticien a fait ſaigner un Pleurétique au quinzieme jour de ſa maladie, & a réuſſi fort heureuſement (*m*).

Le ſang des Pleurétiques eſt le plus ſouvent recouvert d'une peau blanche, tirant ſur le bleu, ſi compacte & ſi ſerrée, qu'on a peine à la diviſer avec un inſtrument tranchant. L'épaiſſeur de cette peau varie conſidérablement. Elle eſt ordinairement d'une ou deux lignes. Dans les inflammations graves, Triller dit l'avoir trouvée épaiſſe de deux doigts (*n*). Queſnai (*o*) a obſervé que la denſité de cette croute étoit en proportion de la violence de la fièvre & de la dureté du pouls. Sydenham eſt le premier qui ait remarqué que ſi le ſang ne ſortoit pas horizontalement de la veine, & qu'il tombât perpendiculairement en coulant ſur la peau, cette couenne ne ſe forme point: & il avoue ingénument qu'il en ignore la raiſon (*p*). Triller a répété l'expérience de Sydenham, avec des réſultats oppoſés. M. de Haën (*q*) qui a fait ſur le ſang beaucoup de recherches

(*m*) Ratio medend. tom. 5.
(*n*) Loc. cit. pag. 23.
(*o*) Traité de la Saignée. pag. 408.
(*p*) Cap. de Pleuritid.
(*q*) Rat. medend. tom. 3.

curieuses & intéressantes, s'est apperçu que cette couenne étoit plus apparente dans une petite palette, que dans une grande. La capacité des palettes étant supposée la même, il a vu que la croute étoit d'autant plus dense, que le jet du sang étoit plus fort: ou que si on laissoit couler le sang goutte à goutte, l'effet étoit absolument le même. Voilà des résultats semblables, dans des circonstances diamétralement opposées. Comment expliquer ce fait ? Nous n'en sçavons rien. Enfin, le même Auteur s'est convaincu que, sous cette peau, le sang n'étoit pas si condensé, que lorsqu'elle manquoit; qu'au contraire, il s'y trouvoit toujours plus dissous, & d'une couleur tirant sur le noir.

Cette couenne est généralement regardée comme un des signes de l'inflammation. Mais c'est à tort, puisqu'elle n'existe point dans les inflammations malignes, & que les Auteurs l'ont apperçue dans beaucoup d'autres maladies qui ne sont point inflammatoires. Dans les fièvres d'accès, par exemple (*r*), dans

(*r*) Quesnai, Traité de la Saig. pag. 408.

l'angine & le catharre (*s*), dans la petite vérole (*t*), la colique (*u*), le rhumatisme (*x*), dans la goutte (*z*), les fièvres malignes (*&*), & l'hydrophobie (*a*). Il est très-rare de ne pas la trouver chez les femmes enceintes. Simson assure que si l'on serre étroitement le bras ou la cuisse de quelque personne que ce soit, & que trois ou quatre heures après, on ouvre la veine, de façon que le sang coule librement, cette peau se forme toujours (*b*).

Les anciens regardoient cette croute, comme une marque de la putréfaction des humeurs; & le Peuple chez lequel leur jargon s'est plus conservé que dans les Ecoles, la prend encore aujourd'hui pour du pus. M. Quesnai a cru qu'elle étoit le signe ou l'effet d'une suppuration particulière. Harvée apperçut le premier dans la lymphe animale, la pro-

(*s*) Id. pag. 400.

(*t*) De Haen, tom. 2, 3.

(*u*) Wieten, tom. 3.

(*x*) Quesnai, de la Saig. De Haen, rat. med. tom. 2, & d'autres.

(*z*) Coste, Trait. sur la Goutte.

(*&*) Barcker. dissert ou Rhe present. fev.

(*a*) Journal Encyclopéd. tom. 1.

(*b*) De re med. differr. 4.

priété qu'elle a de se coaguler (*c*): Bartholin (*d*) & Pequet (*e*) confirmerent cette observation; & après eux, une foule d'Auteurs. De sorte que depuis long-tems, c'est une vérité généralement reconnue. Mais on n'est point encore d'accord sur la cause de cette coagulation. Les uns la font dépendre de la partie fibreuse du sang condensée par la chaleur.

Cette opinion péche par deux endroits. 1°. Parceque la partie fibreuse du sang est un être de raison. 2°. Parce qu'elle est contraire aux expériences de plusieurs Auteurs, mais sur-tout à celles de M. de Sauvages (*f*), desquelles il résulte que la lymphe ne s'est coagulée qu'à une chaleur de cinquante degrés, mesurée au thermomètre de M. de Reaumur: or, une telle chaleur n'existe jamais dans le corps d'un homme. L'application de la boule du thermomètre, dans les endroits les plus chauds, a démontré au même M. de Sauvages, que dans la fièvre la plus aiguë, la chaleur n'a jamais passé

(*c*) Harveius, de generat. animal.
(*d*) Anatom. renov.
(*e*) Dissert. anatom.
(*f*) Nosolog. Meth. tom. 1.

le trente-troiſieme degré. Ce Profeſſeur a mieux aimé penſer que dans toutes les maladies où cette couenne ſe montre, il ſe forme un miaſme particulier qui la produit : il ne donne cela que comme une conjecture : chacun eſt le maître d'y ajouter le degré de croyance qu'il jugera à-propos.

D'autres ont penſé qu'il ne falloit chercher la cauſe de ce phénomène, que dans l'impétuoſité de la circulation, fondés ſur l'expérience de Ruiſelac (*g*), ou plûtôt d'Hippocrate, qui, en fouettant le ſang, eſt parvenu à former des fibres & des membranes. M. de Haller (*h*) s'eſt décidé en faveur de ce ſentiment qui eſt furieuſement ébranlé par l'obſervation de M. Wanſwieten qui a vu cette croute ſur le ſang de gens très-ſains qui avoient coutume de ſe faire ſaigner tous les ans au Printems.

Le même M. Wanſwieten l'a obſervée dans le ſang d'un homme qui ſe faiſoit faire tous les trois mois une ſaignée de précaution. Il y a des Phiſiologiſtes qui l'attribuent (cette croute), à l'ac-

(*g*) Theſaur. anatom.
(*h*) Phiſiolog. tom. 2.

tion de l'atmosphère : sans adhérer à leur opinion, nous pensons qu'il faut l'y mettre pour quelque chose, puisque l'on n'observe jamais cette couenne dans les vaisseaux, & qu'elle ne commence à paroître, que lorsqu'elle est exposée au contact de l'air. Enfin, il est, sur cette matière, un autre systême très-ingénieux & qui n'est pas moins vraisemblable. C'est celui de M. de Bordeu. Ce Médecin est persuadé, d'après ses expériences (*i*), que cette couenne n'est autre chose qu'un suc muqueux ou nourricier, arraché au tissu cellulaire qu'il alloit nourrir, & repompé dans le sang où il cause une vraie pléthore particulière. Cette mucosité, selon M. de Bordeu, accompagne beaucoup de maladies, principalement celles du tissu cellulaire; il n'est donc pas étonnant qu'on l'apperçoive dans celles du poumon qu'on sçait par l'anatomie, être formé en entier par le tissu cellulaire.

L'Auteur que nous venons de citer, croit que cette mucosité ne se trouve pas en tout tems dans le sang, mais qu'elle

(*i*) V. Thes. Aquitaniæ minerales aquæ 1754. Recherches sur le Tissu muqueux, par le même.

peut y être amenée par une secousse violente, comme celle de l'émétique. Il conjecture, par exemple, que son usage est de purifier le sang, comme la colle de poisson clarifie le vin. Ce systême a cet avantage au-dessus des autres, qu'il donne une explication aisée de plusieurs faits rélatifs à la pratique ; pourquoi, par exemple, la membrane inflammatoire ne se montre souvent qu'à la seconde ou troisieme saignée ; & pourquoi l'apparition de cette membrane a été regardée par la plûpart des Praticiens, comme d'un bon augure dans les maladies inflammatoires.

Nous n'hésiterions pas un moment d'embrasser cette derniere opinion, si nous ne nous étions fait un plan de n'adopter que ce qui est clairement démontré. Or, il reste encore beaucoup de nuages sur cette matière. On trouve dans un Livre qui vient de paroître, intitulé *Essai sur la putréfaction des humeurs animales*, des expériences d'Emgaber, Médecin de Turin, sur la couenne du sang. Ces expériences lui ont appris qu'elle n'étoit autre chose qu'une huile condensée. Les expériences seules de M. de Haën feront long-tems le désespoir de nos Phisiologistes. A cela, nous joindrons un autre fait non moins inexplicable, c'est qu'à côté de la couenne, on voit une liqueur fluide qui est coagulable par la chaleur, l'esprit de vin, &c. D'où vient donc que cette liqueur n'est point condensée comme la couenne? dans une telle contrariété de faits & de conjectures, nous aimons mieux, avec M. Wanswieten, nous tenir dans un sage pyrrhonisme, que de donner dans une brillante erreur.

Nous venons de dire que les Médecins esperoient plus du salut des Pleurétiques, lorsque le sang se couvroit de la couenne inflammatoire, que lorsqu'elle n'avoit pas lieu. Triller n'est point de cet avis. Il pense au contraire, que c'est toujours un mauvais signe, & qu'on doit se féliciter d'avoir à traiter des malades sur le sang desquels cette croute ne paroîtra pas. Le raisonnement ne doit point prévaloir sur l'observation. Il est de fait, comme Baglivi & Lancisi l'ont observé, qu'elle est avantageuse : elle est d'ailleurs une des indications les plus sûres, pour déterminer la quantité de sang qui doit être évacué.

Plus l'épaisseur & la consistence de la

couenne diminuent, moins il faut saigner, toutes choses étant égales d'ailleurs. Une peau mince & bleuâtre, avec un peu de gelée molle & verte au-dessous, dénote la mauvaise constitution du sang, sa pente à la dissolution, son acrimonie, & qu'il faut en tirer peu.

Le sçavant Auteur des Épidémies de Plimouth a observé (k) qu'un sang, tel que Triller le demande, je veux dire, rouge, fleuri, sans couenne, qui ne rend que peu ou point de serum dans la poëlette, quelque bon qu'il puisse paroître aux gens peu expérimentés, est bien éloigné de l'être réellement. Cela prouve qu'il tend à la putréfaction, puisque le mêlange de l'esprit de sel ammoniac, lui fait toujours prendre cette apparence fleurie, consistante, & demi-fluide.

Sydenham a fixé à quarante onces, le sang que les hommes pouvoient perdre dans une Pleurésie. Pringle (*l*) remarque à ce sujet que cette quantité seroit insuffisante, si l'on ne se servoit des vésicatoires qui dispensent de les multi-

(*k*) Huxham. observ. de aere, vol. 2, 1745.

(*l*) Malad. des Armées, tom. 1.

plier jusqu'à un certain point. Nos Lecteurs seront surpris que Triller, ce Panégyriste outré de la saignée, ait si peu fait verser de sang. Il se rapproche assez du sentiment de Sydenham, & nous avertit même qu'il s'est vu très-rarement obligé d'en faire tirer plus de vingt-quatre ou de vingt-six onces. Il est impossible d'assigner aucune regle invariable, par rapport à la quantité du sang qui doit être évacué, & au nombre des saignées. L'on sent bien que l'une & l'autre doivent varier, en raison de l'intensité du mal, de la constitution de l'air, de la saison, de l'âge & du tempérament du sujet, &c.

Vaut-il mieux dans la Pleurésie, saigner du côté de la douleur, que du côté opposé ? Cette question problématique qui avoit pris naissance du tems d'Hippocrate peut-être même antérieurement, devint l'objet d'une dispute aussi vive, que celle que l'inoculation a excitée & excite encore parmi nous.

Hippocrate, Galien & Celse (*m*) se déclarerent pour l'affirmative. Arétée,

(*m*) De re medicâ lib.

Aëtius (*u*) & Cœlius Aurelianus embrasserent le parti contraire. Jusqu'à la chûte des Grecs, chacune de ces deux opinions trouva des Approbateurs & des Antagonistes; & comme c'est assez l'ordinaire, la question ne fut point décidée. Mais au huitieme siècle, lorsque les Arabes commencerent à paroître, les Médecins de cette Nation, s'étant unanimement réunis en faveur de la négative, le sentimunt d'Hippocrate & de ses Sectateurs fut abandonné, & l'on ne saigna plus que du côté opposé à la douleur.

Cette méthode prévalut jusqu'au renouvellement des Sciences. Pierre Brissot, Médecin de la Faculté de Paris, fut le premier qui osa s'opposer au torrent. Nourri de la lecture des anciens, dont il avoit connu l'excellence, il entreprit d'en inspirer le goût aux autres, en expliquant publiquement les ouvrages de Galien (*o*) dont il défendit vigoureusement l'opinion. Et comme celui-ci avoit cru qu'il falloit saigner du côté de la douleur, Brissot ne balança

(*n*) Tetrabibl. serm. 3.

(*o*) René Moreau, lib. de miss. sang. in Pleuritide, ubi de vitâ Brissolli.

point d'enſeigner cette pratique. Les ſuccès heureux qu'on en éprouva quelque tems après, dans une Pleuréſie épidémique, la fit généralement adopter en France.

Appellé en Portugal, Briſſot eſſeïa d'y introduire ſa méthode. Une telle révolution n'étoit point auſſi aiſée qu'il ſe l'étoit imaginé. Il falloit fouler aux pieds le reſpect aveugle qu'on avoit pour les Arabes. Le préjugé & la paſſion ſuſcitèrent à Briſſot des obſtacles inſurmontables. Une Univerſité fameuſe d'Eſpagne fut choiſie pour terminer le différend. Sa déciſion ne fut point favorable à Briſſot. Par un décret émané du ſein de cette Faculté, il fut défendu à tout Médecin de ſaigner, dans la Pleuréſie, du côté de la douleur.

Ce décret ne fut pas exécuté pendant long-tems, dans toute ſa rigueur; on y fit quelques modifications qui rendirent aux Médecins la liberté qu'exige l'exercice de leur profeſſion; & il leur fut permis de ſe conduire, comme bon leur ſembleroit.

La découverte de la circulation fut l'époque de la fin de cette diſpute. Comme elle étoit peu conforme aux loix qu'on s'étoit faites sur le mouvement du sang, on cessa de s'en occuper; on fit plus, on la regarda comme futile. Deux Médecins, Membres de la Faculté de Paris, ont renouvellé de nos jours la querelle des anciens; mais ils n'ont persuadé personne : les choses ont resté, comme elles étoient avant eux; & les Médecins aujourd'hui pensent qu'il est indifférent de quel côté on ouvre la veine. Il faut avouer cependant que, dans l'intervalle qui s'est écoulé depuis Harvée jusqu'à nous, il a paru de tems en tems des hommes de mérite, qui, moins éblouis de la nouveauté, & sachant apprécier la connoissance de la circulation, se sont appliqués à vérifier les idées des anciens. De ce nombre, est le Docteur Pitcarn. Il ouvroit d'abord la veine du pied opposé à la douleur; puis celle du bras opposé; enfin, celle du bras du côté de la douleur. Cette pratique, dont quelques personnes ont voulu lui faire honneur, remonte aux Arabes. C'étoit précisément celle d'Avicenne (*p*).

Il est fâcheux que la méthode d'Hip-

(*p*) Cap. 10, tract. 5, lib. 3.

pocrate, n'ait pas quadré avec la théorie des Modernes. En négligeant de l'employer, ils se sont privés d'un avantage réel que l'expérience a fait connoître à ceux qui l'ont consultée. Sydenham étoit dans l'usage de faire d'abord saigner du bras qui répondoit au côté affecté (*q*), & il s'en est bien trouvé. Triller a marché sur les traces de Sydenham, avec un succès égal. Il a plus fait; il a voulu essayer la méthode d'Avicenne, & la mettre en parallele, avec celle qu'il suivoit. Cette épreuve a été faite (*r*) sur deux jeunes gens qui menoient le même genre de vie, & qui s'étoient sentis pris au même instant, de la même maladie provenant des mêmes causes. La circonstance étoit, on ne peut pas plus favorable, mais les résultats furent bien différens : le jeune homme qui fut saigné du côté de la douleur, quoiqu'atteint d'un délire furieux, recouvra bientôt l'usage de ses sens, & n'eut pas besoin d'une seconde saignée ; tandis que l'autre à qui l'on avoit ouvert la saphène, quoique la sai-

(*q*) Sect. 6, cap. 3.
(*r*) V. sa troisieme & quatrieme observation.

gnée ne fût pas moins copieuſe, n'en reçut aucun ſoulagement ſenſible, & que l'on ſe vit obligé de lui ouvrir la veine du bras, du côté de la douleur, ce qui le ſoulagea ſur le champ.

Le témoignage de Fabrice de Hilden vient à l'appui de celui de Triller. Ce Chirurgien avoue qu'il a preſque toujours vu un mauvais effet de la ſaignée faite dans une partie, oppoſée à celle qui étoit affectée (*s*). Malgré ce que nous venons de dire de la méthode d'Hippocrate, il ne faut pas croire qu'elle ſoit applicable par-tout; il y a des cas où il eſt avantageux de s'en écarter. Tel eſt, par exemple, celui que rapporte Geſner (*t*). Il s'agit d'une Pleuréſie épidémique & maligne, dans laquelle la ſaignée du bras étoit pour le moins inutile, tandis que celle du pied produiſoit un bien marqué.

L'artériotomie eſt conſeillée par quelques Auteurs. Je crois bien qu'elle pourroit être utile. Mais les dangers qui l'accompagnent, l'ont fait tomber dans un entier oubli; tout au plus, pourroit-on

---

(*s*) Obſerv. Chirurg. cent. 5, obſerv. 30.
(*t*) Epiſt.

la pratiquer ſur l'artère temporale. Je ne conſeillerai jamais à perſonne d'imiter Avenſoër (*u*), qui, pour ſe guérir d'une inflammation de poitrine, s'ouvrit l'artére rudiale avec ſuccès.

Quelque avantageuſe que ſoit la ſaignée dans la Pleuréſie ſporadique, elle peut devenir inutile ou même funeſte, lorſque cette maladie regne épidémiquement. De ſemblables cas ne ſont pas abſolument rares ; on en trouve pluſieurs conſignés dans les ouvrages des Obſervateurs.

La conduite qu'un Médecin a pour lors à tenir, doit être calquée ſur celle de Sydenham. Il faut qu'il ſoit prudent & réſervé ; qu'il ordonne peu de remèdes, & qu'il obſerve, avec la derniere attention, l'effet de ceux qu'il a preſcrits. C'eſt le moyen de parvenir à découvrir le véritable caractère de la maladie. Malheur à ceux qui ſont les premiers attaqués ! Ils ſont pour l'ordinaire les victimes de notre ignorance. Mais comment faire ? *Nulla alia via eſt.*

Les ventouſes, ſur-tout les ventouſes ſcarifiées, ſont regardées avec raiſon

(*u*)

comme un accessoire de la saignée. Elles en suppléent les effets dans bien des cas, & ne sont jamais suivies des accidens qui n'accompagnent que trop souvent celle-ci. Leur usage remonte aux premiers âges de la Médecine. La sydération est vraisemblablement ce qui conduisit les Observateurs à les employer : ils voulurent imiter la nature, & attirer à la peau un sang qu'ils croyoient devoir surcharger le poumon.

Hippocrate connoissoit les ventouses; mais on s'en servoit beaucoup plus du tems de Celse. Il n'est pas de Secte qui en ait fait un usage plus multiplié, que les Méthodiques. Comme ils ne saignoient qu'une seule fois, dans quelque maladie que ce fût, excepté dans la manie, ils appliquoient les ventouses très-frequemment. Qu'on ne croie cependant pas qu'ils pratiquassent cette méthode dans tous les périodes d'une maladie aiguë indistinctement. Ce n'étoit que vers le six ou le septième jour; & comme ils ne s'attachoient pas à discerner la partie affectée, pourvu qu'ils fussent assurés du genre de la maladie, ils couvroient successivement presque tout le corps, de ventouses, dans la plûpart des maladies.

Les Egyptiens ont conservé cette méthode, & ils en retirent de grands avantages (*x*).

S'il faut avouer que les Méthodiques donnoient dans un excès, on doit convenir en même tems que les Modernes sont tombés dans l'excès contraire. Il est surprenant qu'un remède si héroïque soit si négligé parmi nous. La cause de cette négligence procéde, sans doute, de la délicatesse des malades que les douleurs & les taillades ont revoltés ; & les Médecins, par une complaisance condamnable, se sont accomodés à leurs desirs. C'est ainsi qu'on a banni successivement de la Pratique, ces médicamens violens, mais sûrs dont les anciens se servoient avec tant de succès.

Les ventouses ont deux effets principaux bien connus; de relâcher & d'évacuer. Elles ont un avantage au-dessus de la saignée, en ce que l'évacuation qu'elles produisent, quoique considérable, n'affoiblit pas sensiblement. Elles conviennent donc dans la Pleurésie,

---

(*x*) Prosper. alp. de medic. Egypt.

lorſque la difficulté de reſpirer, la toux, la douleur, &c. exigeroient une ſaignée que la foibleſſe du pouls & l'affaiſſement du malade contre-indiquent. Nous les avons vus employer pluſieurs fois dans les cas que nous venons de déterminer, & toujours on s'eſt applaudi d'y avoir eu recours (z). Il eſt une remarque importante à faire, touchant leur application ; c'eſt qu'il faut qu'elle ſoit voiſine de la partie qu'on ſe propoſe de dégorger. Autrement, on riſqueroit de n'en retirer aucun fruit, leur effet revulſif ne s'étendant pas bien loin.

Arétée conſeille, lorſque les forces ſe ſoutiennent, de couvrir les ſcarifications de ſel marin ou de nitre. Mais comme leur impreſſion auroit pû être trop vive, il veut qu'on les enveloppe dans un linge trempé dans l'huile : ayant en vue par là de mitiget leur action. Le lendemain, il fait appliquer une ſeconde ventouſe, qui, ſelon lui, eſt incomparablement plus efficace que la premiere. On pourroit tenter ce procédé :

(z) Cela eſt conforme aux paroles d'Arétée : *nam maximè perſpicuum eſt quod in lateris morbo vexatis, à cucurbitulâ percipitur adjumentum.*

il ne présente rien que de raisonnable.

Triller s'éleve fortement contre les émétiques dans le traitement de la Pleurésie. Sans doute que, dans celle qui est vraiment inflammatoire, il n'y aura aucun Médecin assez osé pour les donner. Mais, n'existe-t-il point des engorgemens du poumon, symptômatiques produits par les mauvais sucs que fournissent les premieres voies, ou par les vers? une telle prétention seroit ridicule & contraire à l'observation. Ces sortes de Pleurésies secondaires sont les plus communes (*&*). C'est alors qu'il faut employer les émétiques, après avoir fait toutefois précéder une saignée ou même deux, si le sujet est pléthorique : leur effet est décisif. Le crachement de sang ne les contre-indique point ; au contraire, ils le font cesser, comme par miracle; ce fait n'est guères conforme à la théorie courante: mais, qu'importe? cela est, & cela suffit, pour confondre les raisonneurs.

En général, les purgatifs ne convien-

(*&*) V. Baillon passim, Baglivi, Appendix de Pleurit. Quercetan. Pharmac. Rivier. cent. 1, obs 75. Bianchi, pag. 232. Sehenkim, lib. 2. Verna de Pleurit. Sauvages, Nosologia meth. tom. 1.

nent point dans la maladie que nous traitons. Ce n'est pas que notre intention soit de les proscrire absolument: il est des circonstances où ils peuvent être donnés avantageusement. Hippocrate croyoit qu'ils étoient utiles dans la Pleurésie, lorsque la douleur est au-dessous du diaphragme (a); & il donnoit, dans cette occasion, de l'ellébore noir, ou du *peplium* mêlé avec du lazerpitium. Mais ici, comme dans toutes les maladies aiguës, il purgeoit moins en Hyver qu'en Eté; jamais dans la canicule; jamais les femmes enceintes. Galien craignoit encore plus les purgatifs, que le pere de la Médecine. Baillou, Fernel (b) Riviere, Baglivi, &c. purgeoient dans les maladies pectorales; mais seulement lorsque leur cause avoit son siège dans les intestins. Il est aisé de voir que cela revient au sentiment d'Hippocrate.

De ce qui vient d'être dit, il résulte que les purgatifs ne sont appropriés que dans le commencement ou à la fin des Pleurésies. Qu'on juge après cela, si l'on doit adopter la pratique de ceux qui

(a) De victûs ration. in acutis.
(b) De Patholog.

purgent religieusement de deux en deux jo
l'un, comme c'est assez l'usage dans
Provinces Méridionales de la Fran
C'est encore un usage général de term
ner le traitement des maladies aiguë
par les purgatifs. Si j'en demande
raison à cette classe de Médecins q
Gédéon Harvée appelle Stercorarii (c)
ils me répondront que *l'excrétion abo*
dante qu'ils procurent, en démontre ass
l'utilité, comme si l'on devoit présum
que tout ce qui sort, étoit contenu dan
les intestins. Ce seroit bien mal connoî
tre la vertu fondante des purgatifs. Mais
sans nous arrêter davantage à cette ques
tion qui nous éloigneroit trop de notr
sujet, nous nous contenterons de dir
à ces Médecins, que les purgatifs n
doivent jamais être employés, tant qu
l'expectoration dure. Il est connu qu'il
la suppriment, & font périr les malades de suffocation. Nous en avons vu
un exemple bien triste, l'année derniere.
La femme qui en fait le sujet, étoit
au quinzieme de sa maladie; elle rendoit des crachats abondans & bien cuits;
on lui administre une potion cathartì-

(c) Sthall. ars curand. per expect.

que qui les arrête. Dès ce moment, la poitrine ſe charge, la reſpiration s'embarraſſe; & elle meurt ſuffoquée, dans l'eſpace de trois jours.

Il ne manque pas de Praticiens qui ont vu la même choſe. Zacutus Luzitanus rapporte une obſervation (*d*) où la purgation fut mortelle dans le jour même. Il y a quelque choſe de plus ſurprenant; un ſimple ſédatif qu'on donne aujourd'hui avec tant de confiance, & dont l'action eſt incomparablement moins tumultueuſe, que celle des cathartiques, un ſimple ſédatif, dis-je, au rapport du même Auteur (*e*), donné à un Pleurétique, ſur la fin de ſa maladie, lui cauſa la mort, en ſupprimant les crachats. Nous répétons donc, avant de finir cet article (& l'on ne ſauroit trop le répéter), qu'il ne faut purger dans la Pleuréſie, qu'après que la criſe par les crachats, eſt entierement finie. Ce précepte eſt général, & ſouffre trop peu d'exception.

Les lavemens ſont fort recommandés par les Auteurs, & l'on ne peut diſ-

(*d*) De Praxi med. admir. lib. 2.
(*e*) Id. lib. 1.

convenir qu'ils ne ſoient utiles, ſurtout dans le commencement de la Pleuréſie. Leur effet évident, eſt de vuider les inteſtins des matières excrémenteuſes qui les ſurchargent; on croit auſſi qu'en relâchant le ſyſtême méſenterique, ils y attirent une plus grande quantité de ſang, & procurent par-là une révulſion avantageuſe. Il eſt vraiſemblable encore qu'étant repompés en partie par les vaiſſeaux, abſorbans, ou les veines lactées, ils fourniſſent aux humeurs un véhicule qui les délaie. Mais, pour que cet effet fût moins équivoque, je voudrois qu'il entrât toujours dans leur compoſition, un corps ſavoneux, tel que le miel, le ſucre, les figues, &c. La raiſon de cela ſera expoſée un peu plus bas, lorſqu'il ſera queſtion des boiſſons.

Les lavemens ſont devenus d'un uſage, on ne peut pas plus étendu. Il n'eſt point de maladies aiguës dont ils ne faſſent une partie eſſentielle du traitement. Leur nombre n'eſt point limité. Je connois des Praticiens qui en font prendre une demi-douzaine par jour. La facilité de cette pratique; la perſuaſion où l'on eſt qu'ils ne ſauroient nuire, peut-être même, l'espèce de volupté qu'éprouvent quelques personnes; en les prenant; toutes ces choses ont sans doute contribué à les rendre si familiers (*f*).

Mais, si de l'avis de tous les Praticiens, les lavemens peuvent avoir des suites fâcheuses, dans l'état de santé même; c'est bien pire dans la maladie dont il s'agit. On les a vus quelquefois troubler l'expectoration. Il est ordinaire qu'ils excitent des diarrhées : & l'on sait que, dans la Pleurésie, les diarrhées sont pernicieuses (*g*). Quelques exemples de diarrhées critiques n'infirment point cette assertion : celles-ci arrivent

(*f*) La fureur des lavemens est devenue aujourd'hui une affaire de mode. Il n'est pas de femme du *BON TON*, qui n'en prenne chaque jour. Cet abus s'est glissé jusques parmi les hommes. Une raison de propreté mal entendue, est toute la réponse qu'ils donnent pour justifier cette conduite; mais qu'ils apprennent que cet usage abusif les rend plus sujets aux hémorroïdes; aux chûtes du fondement & à des dévoyemens d'autant plus fâcheux, que la perte du ressort des intestins ne laisse aucun espoir de guérison. Que les femmes apprennent aussi qu'elles deviendront par le même usage plus sujettes aux fleurs blanches, & enfin stériles Nous esperons que le Lecteur voudra bien nous pardonner cette remarque, quoique peu liée à notre objet, en faveur de son importance.

(*g*) Baglivi de Pleuritid.

toujours sur la fin, & en même-tems que les crachats.

Il ne falloit qu'observer la nature, pour s'appercevoir de la nécessité des boissons. La soif importune dont la plûpart des malades sont tourmentés, y a fait recourir de tout tems : nous ne craignons pas de trop dire, en avançant qu'elles forment la branche principale de la curation. Combien de gens de la Campagne l'usage seul de la tisanne aqueuse, n'a-t-il pas heureusement délivrés de la Pleurésie ?

Malgré ces heureux effets, nous ne sommes point d'avis qu'on engorge les malades à tout propos ; leur soif doit marquer la quantité de boisson qu'ils doivent prendre. Mais la manière dont on la leur présente est vicieuse, & il est étonnant que les Médecins ne daignent pas y faire la moindre attention. C'est pourtant à ces objets minutieux en apparence, que tend souvent la guérison des maladies. C'est ainsi, qu'au lieu de donner les boissons par grandes verrées, il feroit beaucoup mieux de rapprocher les distances, en diminuant les doses. Par ce moyen, ces boissons passeroient plus aisément dans les ſecondes voies, & ſe mêleroient plus exactement avec les humeurs; tandis que par une méthode contraire, leur propre poids les entraîne, & elles cauſent ſouvent des dévoyemens. D'autres fois, elles reſtent ſur l'eſtomac, le diſtendent & donnent lieu à des nauſées & à des vomiſſemens qui déroutent les Médecins, en empêchant l'effet des remèdes: il ſuffit de diminuer les boiſſons, pour faire diſparoître ces accidens.

Il ſeroit dégoûtant de faire ici l'énumération des recettes dont les ouvrages des Médecins ſont remplis. Nous ſommes bien éloignés de les toutes approuver: les boiſſons qui ne ſont qu'aqueuſes, ne conviennent point; elles ne font que gliſſer ſur le ſang, & ſortent rapidement par les urines: ce qui eſt un mauvais ſigne, comme l'a fort bien remarqué Hippocrate: *urinæ tenues, aquoſæ, malum.* Il eſt bon de charger les tiſannes d'un ſavon naturel qui, en les rendant plus agréables, les diſpoſe à ſe combiner avec le ſang, & prévient efficacement la tendance naturelle que celui-ci a vers la putréfaction. C'eſt pour cette même raiſon que nous avons dit, en parlant des lavemens, qu'il ſeroit à souhaiter qu'on y fît dissoudre un savon végétal.

Les meilleures tisannes que l'on puisse donner, sont celles d'orge miellées; celle qui se fait avec les fruits doux, tels que les pommes, les poires, &c. l'hydromel simple; & sur-tout l'oximel qui réunit à un degré éminent plusieurs vertus que tout le monde connoît.

L'expectoration est peut-être la crise la plus générale des maladies; mais il n'en est aucune où il soit plus essentiel de l'exciter ou de l'entretenir, que dans celles du thorax. Les anciens tournoient toutes leurs vues de ce côté. Hippocrate (*h*) dit que la Pleurésie est d'autant plus courte, que les crachats paroissent plutôt: *& vice versâ, si in pleuritide, si statim initio sputum appareat, brevem fore denunciat; si verò posteriùs, longam.* Par une raison contraire, il porte un fâcheux prognostic des Pleurésies séches: *sicut pleuritides & sputi expertes, gravissimæ.* Arétée, Celse, Galien, Allexandre de Tralles, &c. ne pensent pas différemment. Sydenham s'est éloigné de l'avis

---

(*h*) Apher. 12, lib. 1.

de ces grands Maîtres, d'après une théorie erronée. Il a regardé l'expectoration, comme une crise pleine de danger : *nimiùm periculosæ insuper res est aleæ.* La saignée lui paroissoit un secours bien plus sûr & plus efficace. Il croyoit, par ce moyen, se rendre maître de la matière morbifique L'ouverture de la veine, dit-il, fait la fonction de la trachée-artère (*i*)

On ne reconnoît point ici l'Observateur judicieux. Si, après avoir employé les remèdes généraux, Sydenham avoit eu le courage d'être simple spectateur d'une Pleurésie, il auroit reconnu la fausseté des principes qu'il établit, & l'évidence de ceux qu'il condamne. Cette erreur mérite d'autant plus d'être relevée, que Sydenham est plus connu, & est entre les mains de tout le monde. Les jeunes Médecins accoutumés à recevoir, sans défiance, & même avec une sorte de respect, ce qui vient de lui, auroient pû, sans cet avertissement, adopter une méthode qui leur auroit fait commettre une infinité de fautes dans la pratique.

(*i*) Sect. 6, cap. 3.

Les crachats de la meilleure qualité, sont ceux qui portent avec eux, les trois conditions qu'exige Hippocrate, *album, leve & æquale*. Cependant les Praticiens ont remarqué qu'il est bon qu'ils aient une légere teinte jaune, sur-tout dans les commencemens ; quand on y appercevroit quelques filamens sanguins, pourvû qu'ils soient en petite quantité, on ne doit point s'en affliger : au contraire, c'est un signe favorable. Galien (*k*) a dit : *moderatissimas esse pleuritides in quibus cruentum sputum expuitur*. Les Observateurs ont eu occasion de vérifier cette remarque. Il est inutile d'ajouter que les crachats sanguinolens, écumeux, verts, mêlangés, noirs, &c. sont d'un mauvais augure. Ces derniers sur-tout annoncent la mortification du poumon.

Les Béchiques conviennnent-ils dans le commencement de la Pleurésie ? A ne consulter que la pratique courante, cette question ne doit pas faire la matière d'un problème. On n'hésite pas ordinairement de les donner ; cependant des observations exactes & réflé-

(*k*) Epidem. lib.

chies ont appris à Triller & à Huxham, qu'ils étoient nuisibles dans ce période. Ces deux Médecins ont vu que ces médicamens augmentoient l'inflammation, la toux, & fatiguoient le poumon, en pure perte. Pour en être convaincu, il suffit de faire attention à la marche de la Pleurésie. Les crachats ne paroissent que vers le cinquième jour & même plus tard : il a fallu à la nature, ce tems, pour les préparer. Il est bien sûr qu'ils sont l'ouvrage d'une coction particulière peu développée, jusqu'à présent ; il est donc clair qu'en donnant des béchiques, au commencement, on se propose de faire sortir une matière qui n'existe point encore, & dont ils ne peuvent que troubler la séparation. Aussi les deux Auteurs que nous venons de citer, ne conseillent-ils les expectorans, que vers le cinquième jour. C'est le vœu de la nature : c'est aux Praticiens à s'y conformer.

La raison qui a fait rejetter à la plûpart des Auteurs, le sentiment qui assigne la plêvre, pour siège de la Pleurésie, c'est la difficulté d'expliquer le passage de cet infarctus dans les bronches ; quoique la simple connoissance des faits, doive suffire au Médecin, il ne sera pas hors de propos de jetter un coup d'œil rapide sur les différentes hypothèses qui ont été enfantées à ce sujet.

La plus ancienne, & peut-être la plus raisonnable, est celle de Galien. Il croyoit que la matiere des crachats passoit à travers les membranes & le parenchime du poumon. Ce qui l'avoit autorisé à embrasser ce sentiment, c'est qu'il avoit observé dans une fracture simple, & sans lésion des tegumens, le sang transuder à travers le tissu de la peau qui a bien plus de densité que la plêvre. Il avoit vu aussi rendre par la bouche, des injections faites dans la poitrine. Ce dernier cas n'est pas rare.

Tout le monde sait qu'Ambroise Paré s'étant servi dans une blessure de poitrine, d'une décoction amère qu'il injectoit dans cette cavité, fut fort étonné de voir qu'elle avoit communiqué son amertume au malade, quoique le poumon ne fût pas blessé (*l*). Diemebrock, dans une circonstance à peu-près

(*l*) V. Œuvres d'Ambroise Paré, Trait. des Plaies de Poitrin.

ſemblable, a fait la même remarque: il dit même qu'indépendamment de l'amertume dont ſon malade ſe plaignoit, la plus grande partie de l'injection ſortoit par les crachats. Enfin, tant de Chirurgiens ont vérifié ce fait, qu'il ſeroit inutile d'accroître davantage le nombre des autorités. Il ſuffira, pour achever de rendre cette opinion vraiſemblable, d'ajouter que l'on obſerve ſouvent une croute purulente, ſur la ſurface des viſcères qui ont été enflammés.

Cette hypothèſe de Galien a eu la faveur pendant long-tems. Verna réfléchiſſant ſans doute ſur la ténacité des crachats, à regardé la tranſudation, comme une chimère. En conſéquence, il leur a cherché une autre voie: celle de la circulation étoit plus aiſée. Il leur a donc fait enfiler les veines interſcoſtales qui les portent dans le tronc de la veine azigos, d'où étant pris par la veine cave, ils ſont conduits au cœur, & de-là, aux poumons (*m*).

La troiſieme hypothèſe appartient à Lanciſi. C'eſt à proprement parler, une

(*m*) Verna de Pleuritid.

correction de celle de Verna. Comme lui, Lancisi a fait repomper les crachats par les veines intercostales; mais lorsqu'ils sont parvenus à la veine azigos, il leur a découvert une autre route. Ce sont de petits vaisseaux qui, de cette veine, pénétrent dans la trachée-artère, immédiatement avant sa division. Une expérience bien ingénieuse lui a dévoilé l'existence de ces vaisseaux. Il lia la veine cave au-dessus & au-dessous de l'endroit où la veine azigos va s'ouvrir; & après avoir vuidé le sang qu'elle contenoit, il injecta par une ouverture faite à la même veine azigos, de l'eau tiéde teinte en jaune. Dans l'instant, il eut la satisfaction de la voir sortir par la bouche & les narrines du Cadavre dont la tête étoit pendente.

Pour être plus sûr de son expérience, le même Auteur fendit longitudinalement la trachée-artère, sous le cartilage tyroide: & ayant fait une nouvelle injection, il vit transuder cette liqueur qui, en sortant, formoit de petites bulles d'air. Cette expérience séduisante d'abord, ne soutient pas un examen réfléchi: en effet les crachats sont bien éloignés d'avoir la ténuité de la liqueur qu'il a employée. En second lieu, ils doivent bien plutôt enfiler la veine cave, que des vaisseaux collatéraux dont la finesse échappe à la vue. Il n'est personne qui ne s'apperçoive que l'expérience de Lancisi auroit manqué, s'il n'eût pris la précaution de faire une ligature à la veine cave; mais une telle ligature, ou du moins une constriction de quelques fibres orbiculaires de la veine cave, qui en suppléeroit l'effet, peut-elle exister dans le vivant? Cette valvule semi-lunaire qui se trouve à l'embouchure de la veine azigos, peut-elle la fermer en entier? la présence d'un polipe, la stagnation du sang dans la veine cave, &c. doivent-elles être regardées comme des causes suffisantes? je le veux pour un moment; mais comment concevoir que ces vaisseaux puissent fournir une quantité aussi considérable de crachats, que celle qu'on voit rendre aux Pleurétiques? de tout ceci, concluons qu'on abuse quelquefois des expériences, pour les faire servir à étayer une idée heureuse dont on ne veut pas faire le sacrifice (*n*).

(*n*) Lancisi. Dissert. de Venâ sine pari.

Le tiſſu cellulaire nous paroît l'organe le plus propre au tranſport de la matière des crachats. On ſçait que c'eſt par lui, que ſe font toutes les métaſtaſes. Pourquoi celle-ci ne feroit-elle pas ſon ouvrage ? il eſt étonnant qu'on ne l'ait pas plutôt imaginé. On ſe ſeroit épargné les tortures d'eſprit qu'entraîne infailliblement la combinaiſon d'un ſyſtême nouveau. La conjecture que nous propoſons ici, ſe change juſqu'en évidence, à la lecture de l'ouvrage que M. de Bordeu a publié ſur cette matière (*o*).

Le camphre n'eſt guères employé que dans la Pleuréſie épidémique & maligne. Baglivi s'en ſervoit dans cette circonſtance, avec un tel ſuccès, qu'il le regarde preſque comme un ſpécifique. Une heure après qu'il avoit fait prendre ce remède, il ordonnoit une taſſe de décoction pectorale, faite avec la racine d'impératoire, d'angélique, de tuſſilage, &c. Les vapeurs de vinaigre camphré, ſont auſſi très-avantageuſes. Huxham (*p*) s'eſt bien trouvé de leur uſage.

(*o*) Recherches ſur le tiſſu muqueux.
(*p*) Diſſert. déja citée.

On marie ordinairement le camphre avec le nitre. Cette combinaiſon eſt préférable au camphre ſeul ; elle aſſure ſon effet. Nous ſommes perſuadés que, dans la Pleuréſie ordinaire, on pourroit tirer un bon parti du camphre. Les obſervations de M. Pouteau, Chirurgien de Lion (*q*), ſemblent ne laiſſer aucun doute à cet égard. Cependant ce remède ne convient point à toutes ſortes de ſujets, comme quelques Auteurs ſe le ſont fauſſement perſuadé (*r*). Nous l'avons vu, dans un jeune homme, de 20 ans allumer une fièvre aſſez vive, & exciter un délire obſcur que la ceſſation de ſon uſage fit diſparoître.

Nous avons dit, en traitant des cauſes de la Pleuréſie, que nous parlerions du ſpécifique employé par les Américains contre cette maladie, lorſqu'elle eſt cauſée par la morſure du ſerpent à ſonnettes. Ce ſpécifique eſt le *ſeneka* ou *poligala* de Virginie. M. Tennent qui s'en eſt ſervi le premier dans la Pleuréſie ordinaire, rapporte qu'il guérit avec une ou deux ſaignées tout au plus ;

(*q*) Mélanges de Chirurg.

(*r*) Tralles, de Vict. camph. refre.

souvent même, sans aucune, les Pleurésies & les Péripneumonies les mieux caractérisées (*s*).

Les essais qu'on a faits en France, du poligala, ont paru confirmer le rapport de M. Tennent. Nous ne connoissons aucun Médecin qui en ait observé les effets avec plus d'exactitude, que M. Bouvart (*t*). Il résulte de ses observations, que le poligala donné dans le commencement des Pleurésies, après une ou deux saignées, est avantageux. Il provoque plusieurs excrétions à la fois. La première prise fait ordinairement vomir. Il purge très-bien, & rend l'expectoration abondante & facile. Sa qualité diurétique est telle, que les malades urinent copieusement huit ou dix heures après l'avoir pris; & fort souvent, la nuit suivante.

M. Bouvart ne seroit pas éloigné, comme Tennent, qu'indépendemment de ses effets sensibles, le *poligala* agit encore par une propriété spécifique. La Pleurésie séche, est celle où il convient le mieux. Nous l'avons vu plusieurs

(*s*) Essais sur la Pleurés. en Anglois.

(*t*) Mém. de l'Acad. des Sciences, 1744.

fois

fois employé dans ce cas avec ſuccès. La vivacité de la douleur & lintenſité de la fièvre, ne ſont point des ſignes qui le contre-indiquent. Il les fait bientôt ceſſer l'une & l'autre, par le moyen des crachats qu'il excite. La meilleure façon de faire prendre le poligala, c'eſt en décoction. On met une once de cette racine ſur une pinte d'eau que l'on fait réduire à moitié. On en donne deux ou trois cuillerées d'heure en heure. Si la décoction étoit plus chargée, on s'expoſeroit à cauſer aux malades, une chaleur brûlante, & une grande altération.

Il ne vaut rien pris en bol, ſa force ſe trouvant par-là trop concentrée, ne peut manquer de faire ſur la partie de l'eſtomac où elle s'applique, une très-vive impreſſion.

Au défaut du poligala de Virginie, on peut employer celui de France: il poſſède les mêmes vertus, mais à un degré bien plus foible (*u*). Nous n'ignorons pas que ce remède n'a pas réuſſi entre les mains de tous les Médecins qui l'ont éprouvé; mais quelques mal-

(*u*) Mém. de l'Acad. des Sciences, an. 1759.

ge qu'il trempoit dans l'eau. D'autres fois, il employoit de l'orge, de la sémence d'orobe, ou du son qu'il faisoit cuire avec quelque liqueur appropriée, ou macérer dans le vinaigre, & qu'il enfermoit ensuite dans un sac de toile.

Arétée conseille d'appliquer sur le côté, de la laine imprégnée de la vapeur du souffre. Il propose aussi d'autres topiques, mais dont il ne faudroit pas s'imaginer qu'il se servît sans choix, comme on le fait aujourd'hui.

Les Auteurs fourmillent de recettes touchant la composition des topiques. Il en est peu qui n'en aient de particulières qui, par leur excellence, doivent être préférées. Le plus simple & le meilleur, c'est l'huile d'amande douce. L'observation nous en a souvent démontré l'utilité & l'efficacité. Les cendres chaudes, délayées dans le vin, font beaucoup recommandées.

Boërrhave faisoit un grand usage du liniment suivant.

4. Sucre de Saturne ℥
Vinaigre simple ou de Rhue ℥
Huile de Roses ou de Lys ℥

Le tout appliqué le plus chaud possible. Son Disciple, M. Wanswieten, nous apprend qu'il a souvent employé le savon de Venise, dissout dans parties égales de lait & d'eau, ou dans une décoction émolliente. La proportion des ingrédiens, est d'une demie-once de savon sur chaque livre de liquide; il trempoit dans cette dissolution des flanelles qu'il appliquoit sur l'endroit de la douleur, ayant mis par-dessus, des briques chaudes, pour empêcher le reffroidissement. Cette précaution généralement négligée, est d'une nécessité indispensable, si l'on veut obtenir des fomentations l'effet qu'on en attend. La principale vue dans laquelle on les emploie, c'est sans doute, de relâcher : & personne n'ignore qu'elles devien ent toniques, en se refroidissant. La difficulté de les entretenir dans le même degré de chaleur, a fait que quelques personnes ont proposé de le bannir de la Pratique Médecinale.

Nous ne croyons pas aujourdh'ui qu'on puisse abuser des fomentations : & moins encore, que leur abus puisse avoir des suites fâcheuses Hippocrate ne pensoit pas ainsi. Si la douleur ne céde pas aux premières applications, il recommande de s'en désister, de peur de sécher le poumon, & de hâter la suppuration (z).

La dissipation subite du point de côté, est un signe mortel, lorsqu'elle se trouve jointe avec l'affaissement du malade, la pâleur de son visage, la noirceur de sa langue, la foiblesse & l'intermittence du pouls: c'est une preuve qu'il y a gangrène. On ne doit même pas toujours se rassurer, lorsque le point de côté disparoît, quoique les autres signes soient bons Il est à craindre que la Pleurésie ne dégénère pour lors en Péripneumonie (&). Les vésicatoires sont alors le meilleur remède qu'on puisse employer. C'est le plus efficace dans les maladies inflammatoires. Baglivi, dans sa Dissertation (a), attribue la découverte des cantharides aux Arabes. Il est surprenant qu'un homme si versé dans la lecture des anciens, ait commis cette erreur. Hippocrate a dit quel-

---

(z) *Verùm si fomentis dolor non solvatur, non multo tempore calefacito: id enim pulmones exsiccat ac suppuratum creat. De morb. acut.* Vict. tex 9

(&) Ballon, Epid 1551.

(a) De usu & abus. vesic,

que chose de leur usage intérieur. Archigène est le premier qui les ait employées en topiques. *Nous nous servons*, dit il (*b*) *du cataplâme où entrent les cantharides, qui fait de grands effets, pourvû que les petits ulcères qu'il excite, restent long-tems ouverts. Mais il faut en même tems garantir la vessie par l'usage du lait, tant intérieurement, qu'extérieurement.*

Galien qui a vécu après Archigène, détaille les cas où les cantharides conviennent, avec la manière de s'en servir, & ne les exclud pas de l'usage interne. *On s'en sert*, dit-il, *intérieurement, pour faire uriner, en prenant les précautions nécessaires, soit à l'égard de la quantité, soit à l'égard de la manière de les préparer, pour empêcher qu'elles ne nuisent ailleurs.*

Cependant nous ne dissimulerons pas que de tout tems on ne les ait regardées comme une sorte de poison (*c*). Mais ce n'est pas de quoi il s'agit : notre objet se borne à parler de leur application extérieure. Rien n'est plus commun au-

(*b*) Ætii Tetrabibl.
(*c*) V. Meander. Dioscor. Scribon. larg. &c.

jourd'hui, que de les voir appliquer aux jambes dans les maladies aiguës; il semble qu'il n'y avoit plus qu'un pas à faire, pour les appliquer au côté, dans la Pleurésie: les anciens nous en donnoient l'exemple (*d*).

Cependant ce ne fut que vers le milieu du siècle passé, qu'un Médecin osa tenter le vésicatoire, dans une Pleurésie qui avoit épuisé toutes ses ressources, & qui fut guérie par ce seul moyen (*e*). Guidé, sans doute, par cette observation. M. Pringle eut le courage d'imiter le Médecin dont nous venons de parler, & son ouvrage nous fait voir le succès qu'il en a obtenu, & ceux que l'on doit s'en promettre: il emploie l'emplâtre vésicatoire, d'abord après la première saignée, & même avant, si le Chirurgien n'est pas présent, pour la faire: & il a observé qu'il appaise bientôt la douleur, & les autres symptômes, qu'il excite l'expectoration, & dispense de verser du sang.

M. Raimon, Médecin de Marseille, publia en 1761, des observations qui confirment celles de M. Pringle. Ces deux

(*d*) Cels. lib. 4, cap. 6.

(*e*) Manget. Biblioth. pract. art. de Pleurit.

deux Médecins n'ont pas cru que le tempérament des malades, quelque chaud qu'il pût être, contre-indiquât les vésicatoires. Les raisonnemens subtils de Baglivi ne les ont pas effrayés. Sans nier que ce remède irrite, & que, par cette action, il semble nuisible, nous pensons avec M. Raimond (*f*), que sa vertu fondante est infiniment plus considérable; ainsi, son effet nuisible étant retranché de l'heureux effet qu'il produit, la différence est en bien. Nous remarquerons que si l'on applique le vésicatoire après une seule saignée, ou même sans l'avoir fait précéder, & qu'il dissipe subitement les symptômes, il est prudent de r'ouvrir la veine, à moins qu'une sueur abondante ne survienne, après la cessation de la douleur; par la raison qu'il faut se défier de ces changemens brusques qui arrivent dans les maladies; si ce n'est lorsqu'une excrétion les suit de près. Quand la douleur se porte d'un côté du thorax à l'autre, il faut la poursuivre avec les vésicatoires: elle ne résiste pas à une seconde application.

(*f*) Obs. sur l'efficacit. des Vés.

M. Pringle penſe que le véſicatoire réuſſit mieux dans la Pleuréſie, que dans la Péripneumonie. Il paroît que cette opinion eſt une ſuite de celle que cet Auteur a adoptée ſur le ſiège reſpectif de ces deux maladies. Les Praticiens n'ont pas remarqué cette différence. Nous avons ſouvent vu employer le véſicatoire dans l'une & l'autre maladie : l'effet a toujours ſemblé le même, quand les autres circonſtances étoient à-peu près égales. Un Médecin m'écrivoit dernièrement, que s'étant trouvé pris d'une Péripneumonie grave, tous ſes Confrères avoient déſeſpéré de ſon ſalut, & qu'il ne le dût qu'à un large véſicatoire ſur la poitrine, qu'il s'opiniâtra à demander, contre l'avis de la plûpart.

Si les craintes des Théoriciens touchant le *ſtimulus* des cantharides, ſont peu fondées, celles que M. de Bordeu a fait naître, doivent toujours être préſentes à l'eſprit du Praticien.

Cet Obſervateur qui a ſi bien mérité de l'art de guérir, s'eſt apperçu que le véſicatoire avoit quelquefois attiré entre le poumon & la plèvre, une quantité conſidérable d'une mucoſité couenneuſe qui avoit cauſé vraiſemblablement la mort.

Comme le ſujet de ſon obſervation eſt un vieillard, on pourroit préſumer que ſes forces avoient été trop affoiblies, pour achever l'expulſion de cette matière; mais il parle d'un autre ſujet à qui le véſicatoire appliqué le troiſième jour, augmenta beaucoup la douleur, & n'empêcha pas la mort d'arriver le ſixième. *Il reſte donc à décider*, continue M. de Bordeu, *s'il n'y a point de circonſtances dans leſquelles l'action du véſicatoire qui porte au dehors, n'entraîne point ſur la ſurface extérieure du poumon, une mucoſité qui auroit dû pénétrer dans l'intérieur de ce viſcère; & tomber dans la trachée-artère* (*g*). Il eſt auſſi vraiſemblable que ces deux malades ne ſont morts, que parce que l'action du véſicatoire a été imparfaite: & que ce malheur ne ſeroit point arrivé, ſi la matière, trouvée entre la plèvre & les poumons, eût été attirée au dehors. Peut-être, afin de prévenir cet accident, ſuffiroit-il de charger l'emplâtre un peu plus qu'on ne fait; mais il faut eſpérer que M. de Bordeu qui nous a éclairé ſur ce danger, nous en donnera quel-

(*g*) Recherch. ſur le Tiſſ. muq. pag. 210.

que jour le préservatif. Au reste, on peut, en attendant, user de sa méthode. Il a coutume d'essayer d'abord le vésicatoire derrière l'oreille.

Tous les Auteurs de matière Médicinale, en traitant des cantharides, ne manquent pas d'avertir qu'elles portent singulièrement sur les voies urinaires. Il semble, à les entendre, que cet effet est commun. Nous ne l'avons observé qu'une seule fois. Mais, quand il le seroit autant que ces MM. le prétendent, il ne faut pas s'en embarrasser. Une pinte d'émulsion, ou *d'hydrogala*, le fait disparoître sans retour. On conseille encore de mêler le camphre avec les cantharides. S'il arrivoit que la douleur de côté résistât au vésicatoire, le cas seroit très-fâcheux ; je pourrois presque dire, mortel. Mais il y a un moyen méchanique de la diminuer. Il consiste à serrer le bas de la poitrine avec une serviette. La plèvre, pour lors, n'est point distendue, parce que les côtes restent immobiles ; & la respiration ne s'opère plus que par l'abaissement & l'élevation alternatives du diaphragme. De cette manière, on allége, à la vérité, la douleur ; mais la cause continue d'agir ;

les poumons ne pouvant plus prendre le degré de dilatation néceſſaire, s'engorgent promptement, & le malade périt bientôt.

Le régime eſt une choſe des plus importantes, dans les maladies: & il eſt fort ſingulier, que dans les Hôpitaux, on s'en repoſe entièrement ſur les lumières des Frères ou des Sœurs. Le nombre des rechûtes qu'on y voit arriver, devroit bien faire ouvrir les yeux ſur cet objet. Dans la Pleuréſie, la diète doit être ſtricte. De ſimples bouillons de veau, de poulet, auſquels on a ajouté quelques gouttes d'acide, du vinaigre ou de limon, &c. ſuffiſent; en Été, ils doivent être proſcrits, à cauſe de leur propenſion à l'alkaleſcence. Les crêmes de ris, d'orge, d'avoine, de gruau, &c. ſont préférables.

Il n'en eſt pas de même dans les Pleuréſies malignes. La privation des alimens eſt auſſi dangereuſe que la maladie. On doit ſoutenir les malades. La nature a beſoin de forces. Il faut pour lors donner des analeptiques légers, tels que les bouillons à la viande, mais plus forts; les crêmes des corps farineux ci-deſſus, avec le ſucre & la canelle, ou l'eau de fleur d'orange ; les gelées. Le vin eſt excellent, ſur-tout, pour ceux qui n'y ſont pas accoutumés. On ſent bien qu'il ne faut rien outrer, & qu'on doit être plus modéré dans le commencement de la maladie, que vers l'état ou le déclin ; tems auquel les forces du malade ſont plus abattues. Il eſt eſſentiel de conſulter la façon de vivre habituelle & l'âge du malade ; on ſait qu'il eſt dangereux dans quelque maladie que ce puiſſe être, de ſévrer de vin un yvrogne, de tenir à la diète un gros mangeur, & que les enfans & les vieillards ſont plûtôt épuiſés que les adultes.

L'appartement des Pleurétiques doit être vaſte & ſpacieux : c'eſt un précepte de Celſe, tres-bien entendu ; l'air un peu humide, lorſqu'il y a une vraie inflammation. C'eſt pour cela que quelques Médecins ont conſeillé de faire tremper des branches de ſaule, dans des baquets pleins d'eau : il eſt important de n'allumer que peu de bougies ; la vapeur qui s'en échappe, détruit le reſſort de l'air, & le rend impropre à être reſpiré (*h*). On devroit ne laiſſer en-

(*h*) Hales Hemaſtatiiq.

trer dans l'appartement du malade, que les personnes nécessaires ou intéressées à son service.

Rien de plus révoltant & de plus mal sain, que le concours de gens qui, sous le voile de l'humanité, viennent se repaître du plaisir affreux de voir souffrir ou expirer leur semblable.

Tout ce que nous venons de dire de la Pleurésie, doit être appliqué à la fluxion de poitrine. Ces deux maladies, comme il a été exposé ci-dessus, ont entr'elles un tel rapport, & sont si fréquemment compliquées, que le traitement qui leur convient, est exactement le même, à quelques nuances près.

DE LA PERIPNEUMONIE.

LA Péripneumonie est, selon Paul Eginette (*a*), Allexandre de Tralles (*b*) & Arétée (*c*), *une inflammation du poumon avec fièvre aiguë.*

Les Médecins modernes, & quelques anciens ont reconnu deux espèces

(*a*) De Morb. lib. III, cap. 7, Chart. tom. 7.
(*b*) Lib. 5°, cap. 2
(*c*) De Caus. & sig. morb. acut. lib. 2.

de Péripneumonie. L'une, qu'ils ont appellée *vraie*; & l'autre, *fausse*. Ces deux maladies sont très-souvent compliquées; & l'on peut assurer que, sur vingt Péripneumonies, il y en a au moins les deux tiers qu'on pourroit appeller mixtes. Cependant, pour nous conformer à l'usage reçu, nous traiterons séparément de ces deux espèces de Péripneumonie.

De la Peripneumonie vraie.

La Péripneumonie vraie est une inflammation du poumon, accompagnée de plus ou moins de difficulté de respirer, de beaucoup de chaleur, le plus souvent de crachement de sang; quelquefois aussi sans crachats. Le malade a le visage rouge, enflammé, la tête douloureuse, le pouls plein, élevé, assez mol.

Cette maladie a cela de particulier, que les malades souffrent peu, & ne ressentent de douleur, que lorsqu'elle est compliquée avec la Pleurésie: ce qui est très-commun, comme nous l'avons dit, en traitant de la Pleurésie (*d*).

(*d*) Celse a fait la même remarque, lorsqu'il dit:

Le siège de la Péripneumonie est dans les vaisseaux artèriels du poumon, soit de l'artère pulmonaire, soit de l'artère bronchiale (*e*) Il seroit bien inutile, & peut-être puérile, de s'attacher à vouloir reconnoître lequel de ces deux vaisseaux est engorgé. Il est certain que l'embarras des uns entraîne bientôt l'engorgement des autres (même des lymphatiques), soit par la pression, soit par leurs anastomoses, qui ont été si bien démontrées par Ruisch (*f*).

Toutes les maladies ont plusieurs degrés d'intensité, qu'il est très-important de reconnoître, si l'on ne veut être exposé à commettre dans le traitement,

---

plùs inest periculi quàm doloris in peripneumoniâ, lib. 4, cap. 7.

(*e*) Boërrhave admet deux espèces de *vraie* Péripneumonie; l'une dépendante de l'engorgement de l'artère pulmonaire; l'autre, de l'artère bronchiale. N'est il pas étonnant qu'un homme si célèbre ait pû adhérer à une opinion si ridicule? La manie de raisonner séduit quelquefois les plus grands hommes. On veut & l'on croit tout expliquer; quand même cette distinction auroit de la réalité, le traitement seroit toujours le même. Il est facile de s'appercevoir que le systême de Boërrhave a été enfanté dans son cabinet. M. Wanswieten l'a adopté. Nous respectons les lumières de cet homme sçavant; mais on nous permettra de dire qu'en bien des cas, il a trop servilement suivi les idées de son maître.

(*f*) Thesaur. Anat.

des faures qui deviendroient funestes aux malades. La Péripneumonie est peut-être une des maladies qui offrent le plus de variétés, soit dans la violence, soit dans le caractère.

Il y a des Péripneumonies qui ont un fonds de malignité qui se manifeste par la foiblesse du malade dont le teint est plombé, l'haleine puante & fœtide, les crachats noirâtres, le pouls petit & affaissé par la plus petite saignée. Les soubresauts, le délire obscur, l'assoupissement, les diarrhées de mauvaise qualité, l'aridité & la couleur noire de la langue, sont le plus souvent les symptômes des Péripneumonies épidémiques. Il n'est pas rare de voir survenir des dépôts critiques, en différentes parties du corps, tant à l'extérieur qu'à l'intérieur.

Le sang qu'on tire alors, est fleuri, dissous; il ne s'y forme point de couenne. Il est sans sérosité: ce qui est d'un mauvais présage, comme l'ont très-bien remarqué Baglivi, Lancisi; & d'après eux, Huxham (*g*) & Roupe (*h*).

Les Soldats & les Marins sont les plus

(*g*) De Pleuritid.
(*h*) De morbis navigantium.

ſujets à ces Péripneumonies malignes par les fatigues, les intempéries de l'air, l'inclémence des ſaiſons & la mauvaiſe qualité des alimens.

Mais il faut avouer que les cauſes de ces maladies nous ſont preſque toujours inconnues. On ſçait ſeulement qu'elles ſont plus communes dans les années de diſette, après des ſaiſons trop pluvieuſes ou trop chaudes. Sydenham, d'après Vanhelmont ſans doute (*i*), penſoit que cette malignité dépendoit de certaines *particules acres*. Mais, d'où provenoient ces particules acres ? c'eſt ce qu'il ne dit pas ; il eût été auſſi embarraſſé de prouver leur exiſtence, que leur nature. De pareils ſyſtêmes ne contentent guères un Médecin qui veut étudier, obſerver & guérir les maladies.

Revenons aux cauſes de la Péripneumonie vraie. Les changemens de ſaiſon, le grand froid, ſur-tout, lui donnent le plus ſouvent naiſſance. La ſuppreſſion de la tranſpiration, qui en eſt la ſuite, donnent lieu à la pléthore ; le ſang n'étant point dépouillé de ſes parties hétérogènes, devient viſqueux, ou quel-

(*i*) De Tuſſi & Peripneumon. epidem. 1675.

quefois trop fluide, ſuivant la nature des principes ſurabondans. Malheur à l'organe qui, dans ces cas, eſt le plus foible, & dont les fonctions ſont les plus compliquées. Le poumon eſt de ce nombre; c'eſt auſſi ſur lui que les variations de l'air ſe font le plus ſentir. Qui eſt-ce qui n'a pas remarqué les dangers d'un paſſage ſubit du chaud au froid; & des boiſſons à la glace, après s'être échauffé par un travail forcé ou par la courſe? nous n'inſiſterons pas davantage ſur cette cauſe de la Péripneumonie vraie; il en a déja été fait mention à l'article de la Pleuréſie.

La trop grande chaleur, raréfiant nos humeurs, & accélerant leur mouvement, peut être miſe auſſi au rang des cauſes de la maladie dont nous parlons. Les différentes exhalaiſons & les brouillards portant dans le poumon des parties acres & cauſtiques, pourront produire le même effet. Les Chymiſtes qui, dans leurs travaux ſont ſouvent expoſés aux impreſſions dangereuſes qui s'élevent de divers mêlanges, les Chymiſtes, dis-je, n'ont que trop ſouvent à gémir ſur les ſuites de ces exhalaiſons. On doit en dire autant de tous les Ouvriers exposés aux émanations métalliques.

Les courses forcées, soit à pied, soit à cheval, en hyver sur-tout, accélerant la circulation & donnant trop d'action au poumon, ont fait périr un grand nombre de personnes, de Péripneumonie.

Les violentes passions de l'ame, l'abstinence forcée, & toutes les tristes suites de la misère, l'usage immodéré des liqueurs spiritueuses, la pléthore, la suppression des hémorroïdes qui avoient coutume de fluer, ou d'un écoulement habituel quel qu'il soit, sont autant de causes de la Péripneumonie.

La répercussion de quelque maladie cutanée, l'application imprudente des résolutifs, dans des cas de rhumatisme ou de goutte, peuvent aussi occasionner des métastases dangereuses sur le poumon.

Qu'on se rappelle enfin toutes les causes de la Pleurésie que nous croyons avoir suffisamment détaillées, & qu'on les applique au cas présent. Ces deux maladies qui sont de la même nature, partent souvent des mêmes causes, & ne différent peut-être que par leur siège.

La Péripneumonie est une maladie très-dangereuse. On doit en rapprocher tous les symptômes, pour reconnoître son degré d'intensité, assurer son diagnostic, porter un jugement sain, & marcher d'un pas assûré, & de concert avec la nature.

Hippocrate (*k*) pensoit que lorsque la langue étoit blanche & sèche, c'étoit un signe, que les deux lobes du poumon étoient enflammés, & que lorsque la langue n'étoit blanche que du côté droit, par exemple, le seul poumon droit étoit affecté.

C'est un bon signe, quand, dans les commencemens de la Péripneumonie, les crachats sont de couleur jaunâtre, un peu teints de sang; l'observation vérifie tous les jours ce fait. A mesure que la maladie parcourt ses tems, l'expectoration doit devenir plus libre & plus abondante; les crachats doivent être plus épais, blanchâtres, ressemblant à du bon pus. C'est une comparaison d'Hippocrate: & c'est ce qui annonce, pour parler le langage des anciens, que la coction se fait.

(*k*). Coact. Prænot.

Il n'en eſt pas de même, lorſque les malades ne crachent point ou qu'ils rendent abondament un ſang pûr, écumeux & fleuri : cela annonce que l'engorgement du poumon eſt extrême, & la rupture de quelque vaiſſeau conſidérable.

Les crachats de ſang noir & coagulé, dénotent un épanchement dans le poumon. Si ce ſang n'eſt promptement évacué par l'expectoration, il s'y corrompra, deviendra ſanieux, corroſif, & altèrera la ſubſtance de ce viſcère. En général, ces ſortes de crachats ſont de mauvais augure. Baglivi a remarqué qu'ils annonçoient la gangrène. Le même Auteur a auſſi obſervé que lorſque les Péripneumoniques & les Pleurétiques ne pouvoient ſe tenir couchés, c'étoit un ſigne mortel (*l*).

Huxham, Obſervateur exact, aſſûre (*m*) que les crachats clairs, & ceux qui ſont ſimplement jaunes, ſont auſſi dangereux. *Ils ſont accompagnés*, dit cet Auteur, *de beaucoup de difficulté d'expectorer, d'une toux sèche, violente; ils*

(*l*) Prax. Med. lib. 1, cap 9, de Pleuritid.
(*m*) De la Pleuvro-PériPneumonie.

ſont ſuivis d'hémophthiſie, ſur-tout ſi la langue eſt sèche, rouge, luiſante & couverte de veſſies livides.

Baglivi (*n*) nous apprend que, ſi la fièvre, la toux & les autres ſymptômes redoublent au cinquième jour, les malades périſſent immanquablement.

Les déjections par les ſelles & le flux d'urine, ſoulagent: mais il ne faut pas que les premières ſoient trop abondantes & trop prématurées. Galien (*o*) dit qu'une diarrhée modérée qui ſurvient dans les commencemens, peut être avantageuſe; mais qu'elle eſt bien plus ſalutaire, lorſqu'elle ne paroît qu'après la coction.

On doit en général peu compter ſur les diarrhées & le flux d'urine, ainſi que ſur les ſueurs qui arrivent dans les premiers jours des maladies aiguës. Ces évacuations ne ſont ſouvent que ſymptômatiques & nuiſibles: elles s'oppoſent aux efforts de la nature, en l'accablant (*p*).

Hippocrate nous avertit que les urines épaiſſes & cuites dans les commen-

(*n*) Prax. Med. lib. 1, cap. 15.
(*o*) In Comment.
(*p*) Paſſim in operib.

cemens,

cemens, & qui deviennent ensuite limpides & crues, sont des signes de mort.

Les remèdes les mieux administrés, sont très-souvent insuffisans, & n'empêchent pas que la Péripneumonie ne se termine par suppuration. La toux sèche, l'insomnie, un délire léger, la difficulté de respirer, le manque d'appetit, la maigreur, la foiblesse, l'œdématie des extrêmités, les urines claires, limpides, les frissons irréguliers, la fièvre lente avec des redoublemens vers le soir, les sueurs nocturnes & partielles, la rougeur des jouës, l'excavation des yeux, la soif assez pressante, la chaleur & l'aridité de la peau & de la langue, une douleur fixe dans la poitrine; enfin, le manque de crachats, sont les signes qui annoncent la suppuration du poumon.

On lit dans Galien (*q*), que dans les malades qui ne crachent point avant le quatorzième jour, le poumon tombe en suppuration. Hippocrate paroît étendre ce terme plus loin (*r*): il dit qu'on doit demander aux malades, si

(*q*) Comment. in Aphor. sect. 5.
(*r*) De Morb. lib. 2, cap. 16.

les crachats sont douceâtres ; que si cela est, c'est une marque de suppuration. La Péripneumonie est sujette à récidive. Les poumons de ceux qui en ont eu plusieurs, deviennent rougeâtres, & prennent la consistance du foye, comme l'a observé Lælius *à fonte* ; Valsalva & Morgagni ont vérifié cette observation (*s*).

Assigner pour cause de la Péripneumonie vraie, l'inflammation du poumon, c'est assez dire que la saignée est le premier & le principal remède auquel on doit recourir : mais combien un Médecin ne doit-il pas être sur ses gardes, pour ne pas donner dans un excès qui n'est malheureusement que trop commun : nous en avons fait sentir tout le danger, en traitant de la Pleurésie.

En général, on doit moins saigner les vieillards, les enfans & les femmes, que les adultes ; & parmi ces derniers, ceux qui sont d'un tempérament sec, supportent beaucoup mieux cette évacuation.

Le temps de placer les saignées, est le même que dans la Pleurésie. C'est

---

(*s*) De sedib. & caus. morb.

dans les trois ou quatre premiers jours ; on doit rarement passer le cinquième : c'est une loi que l'expérience nous impose. Nous ne dirons cependant pas qu'il ne puisse y avoir eu des occasions où la saignée a été suivie d'un heureux succès au septième, & même au huitième jour de la maladie : on en voit quelques exemples dans les fastes de la Médecine d'Hippocrate. Mais ces cas sont trop rares pour faire loi ; on ne peut que les citer en passant.

On débute, dans le traitement de la Péripneumonie, par une ou deux fortes saignées, dans l'espace de dix à douze heures ; on est quelquefois obligé de les rapprocher davantage. Arétée, & après lui, Huxham (*t*) ont conseillé de saigner des deux bras en même-tems, dans ces cas extrêmes où le malade est menacé de suffocation. La petitesse, qu'on observe alors dans le pouls, ne doit point en imposer aux jeunes Praticiens ; elle ne vient que de l'engorgement porté à un haut point ; on sent assez combien il est important de faire une large ouverture à la veine, sans qu'il soit

(*t*) De la Pleuro-péripneum.

nécessaire de répéter ce que nous avons dit à ce sujet, à l'article de la Pleurésie.

Après la première saignée, si la respiration n'est pas plus libre, si le pouls est toujours plein & élevé, si l'expectoration ne se fait pas, & que les crachats soient mêlés d'un sang pûr, écumeux, on fait une troisième & une quatrième saignée, dans le même intervalle de tems, ensorte que le malade soit saigné quatre fois dans les vingt-quatre heures (*u*). L'inspection de la qualité du sang est ici d'une grande conséquence, pour guider le Médecin. L'expèrience a suffisamment démontré que lorsque le sang est couenneux, on doit en tirer davantage; que c'est un signe d'épaississement & d'inflammation. On doit au contraire tirer du sang *en petite quantité*, lorsque cette couenne est légére, peu épaisse, & qu'elle a peu de consistence: cet état annonce la

(*u*) Nous ne prétendons point dire ici qu'on doive absolument borner le nombre des Saignées à quatre; on ne peut donner sur ce point, que des regles générales, le plus souvent cependant ce nombre doit suffire.

dissolution du sang, & que la maladie est d'un mauvais caractère.

Lorsqu'après les premières saignées, la respiration est moins laborieuse; que le pouls commence à se développer, à être plus mol, & que les crachats paroissent, il est tems de s'arrêter: l'expectoration étant la principale voie par laquelle la maladie doit se terminer, il faut tourner ses vues de ce côté-là. Les boissons d'abord adoucissantes, délayantes & légéres données tiédes, le petit lait, une simple tisanne de chiendent ou d'eau d'orge: voilà ce qu'on peut donner de mieux.

On passe ensuite à des boissons un peu détersives, savonneuses, légerement diurétiques, l'hydromel, l'oxicrat auquel on ajoute un peu de miel; l'infusion des plantes nitreuses, d'hyssope ou de lierre terrestre.

On doit donner peu à boire à chaque fois, pour ne point surcharger l'estomac; on y revient plus souvent; c'est une attention qu'on néglige trop. Les juleps rafraîchissans, acidules, tempérans, peuvent aussi trouver leur place.

Ce n'est qu'après que la grande inflammation est appaisée, qu'on doit faire usage des looch. Nous n'employons ordinairement que l'oximel scillitique, le kermès, le sirop de vinaigre, le sirop d'érésimum. Nous bannissons les huileux le blanc de Baleine, &c. *tanquàm cane pejùs & angue* : nous n'en avons jamais vu de bons effets. Les lavemens font aussi des merveilles dans ces cas. On les donne dès le commencement de la maladie. Nous renvoyons nos Lecteurs à ce que nous avons dit à l'article de la Pleurésie.

Les Émétiques ne trouvent aucune place dans cette espèce de Péripneumonie purement inflammatoire. Il n'est qu'un cas où ils peuvent être employés; si vers le neuvième ou le dixième jour, même plus tard, les crachats se suppriment par une cause quelconque, plusieurs Praticiens en ont alors reconnu de bons effets, ainsi que des vésicatoires.

Les purgatifs ne doivent être donnés que sur la fin de la maladie, & lorsque l'expectoration commence à se tarir. Il en a couté la vie à beaucoup de malades, pour avoir été purgés plutôt.

Les Auteurs ont apperçu une espèce de Péripneumonie qu'ils ont nommée Erésipelateuse, & qu'Huxham a appellée Catharrale (*x*). Nous avons eu occasion de l'observer plusieurs fois. Les crachats séreux, clairs, acres, la rougeur passagère des jouës, la toux fréquente, la langue sèche la feront aisément distinguer.

Dans celle-ci, les saignées sont nécessaires, pour prévenir l'engorgement & la rupture de quelques vaisseaux des poumons : une ou deux suffisent ordinairement; les boissons adoucissantes, mucilagineuses, pectorales, doivent être préférées.

Après les saignées, les émétiques peuvent être donnés, si la toux le permet, si le pouls s'amollit; mais les vésicatoires sont plus sûrs. On passe ensuite aux légers diaphorétiques, tels que le poligala de Virginie, une légère teinture de serpentaire de Virginie; l'infusion de coquelicot, le lait coupé avec les deux tiers d'une infusion de scorsonère, ou de capillaire, & bien d'autres qu'on peut leur substituer. On se trouve bien de donner sur le soir dix à douze grains de thériaque, pour calmer

(*x*) De la Pleuvro-Péripneum.

la toux, ou un léger calmant avec le sirop de diacode de karabé.

Les Péripneumonies malignes en imposent souvent par la violence de leurs symptômes. Il seroit bien dangereux de multiplier les saignées; la plus légère suffit quelquefois, pour affaisser le malade, le pouls devient extraordinairement petit, tandis que les symptômes de la maladie augmentent. On peut y suppléer par des ventouses scarifiées.

Les émétiques doivent être donnés du premier abord; l'hypecacuanha est aussi efficace que dans la dissenterie; on peut y substituer l'oximel scillitique & le tartre stibié, ausquels on revient plusieurs fois, si le cas le requiert.

Les purgatifs ont eu de bons effets; mais en général, on doit peu les employer, quoique l'état des premières voies & les diarrhées paroissent l'exiger: nous en avons dit la raison en traitant de la Pleurésie.

Les boissons qui conviennent ici, sont les acidules, les légers diaphorétiques, l'oxicrat, l'hydromel, un tiers de vin sur deux tiers d'eau: dans cette mixture, on écrase une orange.

Si le pouls est foible & petit, que l'expectoration

l'expectoration ne ſoit point louable & abondante, les véſicatoires aux épaules, aux cuiſſes ou aux jambes ſont de vrais ſpécifiques, même dans les premiers tems. L'oximel ſcillitique, les ſirops de vinaigre, de tabac adoucis avec celui d'althéa, les ſirops aigrelets, le kermès, une légère infuſion de canelle ſont les ſeules choſes qu'on doit donner.

Si la maladie a un caractère de putridité très-marqué, on emploie avec ſuccès le quinquina, la ſerpentaire de Virginie, le camphre; le vin eſt peut-être ce qu'on peut donner de mieux.

Les dépôts critiques qui arrivent aſſez ſouvent dans les Péripneumonies malignes, ſont des efforts de la nature qu'on doit favoriſer, pourvû toutefois qu'ils ne ſe forment pas dans un organe eſſentiel à la vie. Dans tout autre cas, on doit ſeconder la nature, ouvrir ces dépôts de bonne heure par l'application de la pierre à cautère, ſans attendre la parfaite maturité.

Les lavemens ne doivent point être oubliés, mais il ne faut pas en abuſer; ils pourroient cauſer une diarrhée qui, en ſupprimant les crachats, deviendroit très-funeſte; c'eſt pour cette même raiſon, qu'on ne doit purger les malades, que lorsqu'on ne craint plus d'arrêter cette excrétion.

Lorsque, par une cause quelconque, le malade a une rechûte, ce qui n'est pas rare dans la Péripneumonie, quoique la difficulté de respirer, & les autres accidens paroissent, on ne doit pas pour cela prescrire toujours la saignée : il est peu de cas au contraire où elle puisse convenir. Si le malade a été épuisé par la maladie précédente, les émétiques, les expectorans, & surtout les vésicatoires sont les remèdes que tout bon Praticien préférera.

Nous avons dit que le rhumatisme, la goutte & les maladies cutanées causoient la Péripneumonie; dans ces circonstances, on doit toujours chercher à rappeller l'humeur morbifique à son ancien siège.

Les vésicatoires, les synapismes, les cataplâmes, les frictions sèches rempliront cette indication. Les émétiques ne doivent pas être ménagés alors : ils évacuent, & poussent du centre à la circonférence. Les diaphorétiques, les sudorifiques & les diurétiques doivent être donnés dès les commencemens.

Mais si, malgré ces remèdes, il n'étoit pas possible de détourner cette humeur ; qu'elle se fût fixée sur le poumon, & qu'elle y excitât des accidens graves, nous n'hésiterons pas de faire plusieurs applications de *moxa* entre les deux épaules. Les Partisans de la Médecine lubréfiante & adoucissante, crieront sans doute après nous ; mais nous osons rire de leurs clameurs : l'expérience est favorable à cette méthode ; c'est à son tribunal que nous les citons (*a*).

On doit consulter l'article de la Pleurésie, pour ce qui concerne le régime ; il doit être le même dans ces deux maladies. Nous rappellerons seulement en passant, combien il est dangereux de tenir les malades à la diette dans les Péripneumonies malignes ; on doit au contraire leur donner des analeptiques, des crêmes avec un peu de canelle, ou mieux encore, du vin.

De la fausse Peripneumonie.

La fausse Péripneumonie dépend d'une humeur pituiteuse & ténace qui s'est fixée sur le poumon.

(*a*) Je tiens cette méthode de M. Chevillon, Médecin & Chirurgien Major à la Guiane. Il m'a assu-

L'oppreſſion eſt très-grande, la reſpiration ſe fait avec bruit, comme ſi les malades avoient le râlement. La toux eſt fréquente, les crachats viſqueux, les friſſons & les envies de vomir ſe ſuccédent; le pouls eſt mol, lent & petit, en ſorte que les malades paroiſſent ſans fièvre: ce qui a quelquefois donné lieu à des mépriſes funeſtes.

C'eſt au commencement & ſur la fin de l'Hyver, après les ſaiſons pluvieuſes, les brouillards, & dans les tems de dégel, que la fauſſe Péripneumonie eſt la plus commune.

Les vieillards, les tempéramens mols & phlegmatiques, ceux qui habitent des païs humides & marécageux, comme la Hollande, &c. ſont le plus expoſés aux Péripneumonies.

Cette maladie n'eſt pas moins fâcheuſe que la vraie: elle exige de prompts remèdes. Il eſt queſtion de diviſer l'humeur qui embarraſſe le poumon, & de l'évacuer. C'eſt ici où les émétiques ont le plus grand ſuccès. Mais, comme nous l'avons déja dit, puiſqu'elle ſe

---

ré avoit guéri par ce moyen deux malades qui paroiſſoient déſeſpérés.

trouve toujours plus ou moins compliquée de la vraie Péripneumonie, il est à propos de faire une ou deux saignées. Nous sommes bien persuadés cependant, qu'il est nombre de cas où les saignées sont tout au moins inutiles ; c'est à la sagacité du Médecin à les discerner.

Après la saignée, on passe promptement aux émétiques qu'on réitére plusieurs fois, selon le besoin.

Les bouillons doivent être très-légers, incisifs, un peu diaphorétiques & diurétiques.

L'oximel scillitique, le kermès, les vésicatoires, seront employés, selon la qualité & la quantité des crachats ; s'ils sont trop visqueux & peu abondans, on ne peut rien employer de mieux. Les adoucissans & les huileux sont alors très-pernicieux.

Nous avons vu des Péripneumonies fausses survenir après des diarrhées supprimées ; les cathartico-émétiques donnés plusieurs fois en lavement, ont toujours conduit ces maladies à une heureuse terminaison.

Les nouvelles accouchées, par une suppression des lochies, sont quelquefois prises d'une Péripneumonie laiteuse, très-fâcheuse. Le traitement rafraîchissant que l'on n'emploie alors que trop souvent, est aussi funeste que les saignées.

On joint au traitement que nous avons prescrit ci dessus, les fomentations émollientes sur le ventre, les lavemens de même nature; mais rien n'est plus efficace dans ce cas, que deux larges vésicatoires sur les cuisses, ou à la poitrine; nous en avons vu des effets si prompts & si décisifs, que nous ne saurions assez les recommander.

En lisant Sydenham & Wanswieten sur les maladies de Poitrine, nous n'avons pas été peu surpris de n'y pas trouver un seul mot sur les émétiques. Nous osons nous récrier à ce sujet. L'autorité de ces hommes célèbres pourroit séduire les jeunes Praticiens. On doit les rassurer sur les *crispations*, les *irritations* & les prétendues *ruptures des vaisseaux*. Les bons effets que les émétiques opérent, justifient notre conduite. Nous ne prétendons cependant pas qu'ils doivent être employés dans tous les cas indistinctement; mais nous ne craignons point d'assurer, après les meilleurs Praticiens de nos jours, qu'il en est peu où ils ne puissent être convenables : nous avons presque dit, nécessaires.

Le peu d'usage que nous faisons des purgatifs, trouvera sans doute aussi des Censeurs. Nous les renvoyons à l'expérience. Qu'ils suivent les Hôpitaux où l'on en fait un si grand usage ; ils y seront sûrement témoins des accidens fâcheux que les purgatifs entraînent à leur suite. Les plus communs de ces accidens, sont la suppression des crachats & les diarrhées qui dérangent la nature & ausquels on ne remédie que difficilement. Ce n'est que sur la fin de la maladie, qu'on doit user des purgatifs, comme nous l'avons déja dit : rarement peuvent-ils être utiles dans un autre tems.

DE LA PARAPHRÉNÉSIE.

LES anciens ne connoissoient point cette maladie, sous le nom qu'elle porte aujourd'hui. Ils ne la distinguoient pas de la Phrénésie. En lisant la description qu'Hippocrate nous a laissée de celle-ci, on voit clairement qu'il a voulu parler de l'inflammation du diaphragme (*a*). Paul d'Egine (*b*) & Allexandre de Tralles (*c*) admettoient deux espèces de Phrénésie : la *vraie* ou essentielle qui a son siège dans le cerveau, & la *fausse* ou symptômatique, causée par l'affection du diaphragme : cette dernière ne diffère pas de notre Paraphrénésie.

Les symptômes qui l'accompagnent, sont une fièvre des plus fortes, un pouls dur & concentré, une douleur insupportable qui s'étend depuis les fausses côtes jusqu'aux dernières vertèbres du dos. Les malades se plaignent d'une espèce de ceinture qui leur resserre le bas de la poitrine. Leur respiration est courte, convulsive, sanglotante. Ils éprouvent beaucoup de mal-aise & d'anxiété. Ils sont tourmentés par une toux sèche, par des hoquets & le délire. A chaque inspiration, la douleur augmente considérablement; les efforts que font les malades, pour tousser ou pour vomir, pour aller à la selle, ou rendre leurs

(*a*) Lib. 3, cap. 9.
(*b*) Lib 3, cap. 6.
(*c*) Lib. 1, cap. 8.

trines, leur font jetter les hauts cris. Quelquefois la sensibilité est si exquise, qu'ils ne peuvent supporter le contact des couvertures. Les hypocondres sont applatis, & semblent rentrer en dedans, sur-tout celui qui répond au côté malade. Celse avoit remarqué ce fait: *si septum transversum percussum est, præcordia sursùm trahuntur* (*d*).

On apperçoit sur le visage de ces malheureux attaqués de Paraphrénésie, un air de contentement qui pourroit en imposer d'abord. Ils rient, & c'est ce qu'on appelle *ris sardonique.* Il diffère du ris ordinaire, en ce qu'il ne dépend pas de la volonté. On croit qu'il est produit par la convulsion du nerf diaphragmatique. Il n'est pas rare de rencontrer ce signe dans la Paraphrénésie. Hippocrate ne l'a point omis (*e*).

Les Traités de Chirurgie nous apprennent que ceux qui ont le diaphragme blessé d'un coup d'épée, ou par un autre instrument, éprouvent assez

---

(*d*) Lib. 5, cap. 26.

(*e*) Epidem. lib. 5, text. 50.

souvent le ris sardonique (*f*). On lit dans Pline (*g*) que les Gladiateurs à qui ce muscle étoit offensé, mouroient en riant. D'après ces faits, on seroit tenté de croire que le ris sardonique est le caractère essentiel & inséparable de la Paraphénésie : quelques Médecins l'ont pensé; mais nous ne saurions admettre leur sentiment, parce que ce ris n'est pas constant, & que d'ailleurs il est connu que certains poisons très-caustiques ont la vertu, peu de temps après avoir été avalés, de mettre les muscles de la face en convulsion, & d'imiter ainsi le ris sardonique : telle est la plante que les Botanistes connoissent sous le nom de *ranunculus palustris apii folio* (*h*).

La Paraphrénésie, telle que nous venons d'en présenter le tableau, est assez rare, malgré l'assertion de Boërrhave (*i*); & quoique Huxham (*k*) & de Haën (*l*) aient eu occasion de l'ob-

(*f*) Wansviet. Heister de Vuln. Thoracis, &c.
(*g*) Hist. Nat. lib. 2, cap 37
(*h*) Vepfer de Cicut. aquat. Geoffroi, Mat. Med.
(*i*) Aphor. de Cognos. & Cur. Morb. §. 908.
(*k*) De aëre, lib. 2.
(*l*) Rat. med., tom. 1, cap. 7.

ſerver. Il eſt bien plus ordinaire de la voir ſuccéder ou ſe compliquer avec la Pleuréſie ou la fluxion de Poitrine. On trouve dans le Journal de Médecine (*m*), la rélation d'une fièvre maligne putride qui regna à l'Iſle en Flandre, laquelle s'annonçoit par les ſymptômes de la Plevro-Péripneumonie & de la Paraphrénéſie. M. de Sauvages a vu à diverſes repriſes des Paraphrénéſies dans leſquelles le point de côté étoit le premier ſymptôme qui ſe montroit; ceux que les Auteurs aſſignent, ne paroiſſoient qu'aux approches de la mort (*n*). Ce Profeſſeur ne fait aucune mention du ris ſardonique, ce qui prouve pour nous.

Il ne faut pas chercher ailleurs le ſiège de la Paraphrénéſie, que dans cette partie de la plèvre qui recouvre le diaphragme; ou bien dans la ſubſtance même de ce muſcle. Le raiſonnement l'avoit fait conjecturer: & des diſſections multipliées, l'ont mis en évidence.

Il eſt connu que le diaphragme a

(*m*) Mois de Mai 1758.
(*n*) Noſolog. method. tom. 1. in-4°.

une influence marquée sur les autres organes du corps : placé entre deux cavités principales, il participe de leur mouvement, comme il leur communique le sien. Doit-on être surpris, après cela, que son département soit si étendu. Hippocrate en avoit quelque idée. La division des maladies en supérieures & en inférieures, suivant qu'elles sont au-dessus ou au-dessous du diaphragme, sembleroit l'indiquer. Platon avoit placé le domicile de l'ame dans le diaphragme. Cela ne suffiroit-il pas, pour porter à croire que la lésion de ce muscle peut seule entraîner les accidens graves que nous avons dit accompagner la Paraphrénésie ?

Malgré ces considérations, quelques Auteurs, embarrassés sans doute, pour expliquer le délire, ont cru qu'il falloit supposer un engorgement inflammatoire, ou bien une métastase au cerveau. Cette supposition est gratuite, & nullement conforme aux ouvertures de Cadavres. On lit dans le *sepulchretum* de Bonet (*a*), une observation où le cerveau ni ses membranes n'étoient point viciés.

(*a*) Sect. 7, obs. 15

Le siège qui vient d'être assigné à la Paraphrénésie, n'est pas si constant, qu'il ne puisse bien varier. C'est ainsi que Blasius l'a observé (*b*) à la partie convexe du foye qui étoit enflammée. Le diaphragme ne souffroit dans ce cas, que sympatiquement.

Boërrhave & M. Wanswieten disent que la respiration s'opère dans la Paraphrénésie, par la seule élévation des côtes: que le diaphragme n'y concourt point: ce qu'on connoît par l'immobilité du bas ventre. Ce signe, s'il étoit invariable, seroit le moins équivoque; mais heureusement, on ne le rencontre, que dans le dernier période du mal: & l'on peut dire qu'il annonce toujours une mort prochaine. En effet, suivant le calcul de M. de Sauvages (*c*), il est évident que l'élevation des côtes ne donne presque aucune amplitude au thorax, & qu'elle lui est fournie par l'abaissement du diaphragme. Si donc ce muscle demeure immobile, les poumons ne s'épanouissant pas, la

(*b*) Obs. Med. 2.
(*c*) Loc. cit. Theor. cluss. 51

circulation s'interrompt, & les malades meurent très-vîte.

Hippocrate (*d*) & Galien (*e*) croyoient qu'il y avoit un délire continu dans la Paraphrénésie. Ce dernier a même avancé que le diaphragme étoit le seul organe capable de le produire.

L'observation de Fernel détruit bien victorieusement cette opinion. Cet Auteur a vu des inflammations au diaphragme, sans que le délire fût survenu (*f*). Willis a observé la même chose (*g*). Comme dans l'observation de Fernel & de Willis, il n'y avoit que la partie charnuë du diaphragme qui fût enflammée, on objectera peut-être que cela n'est pas surprenant, & qu'on auroit vu le sentiment des anciens se vérifier, si l'inflammation eût attaqué le centre tendineux. Ce raisonnement est bien imaginé; mais malheureusement il n'est pas vrai. Morgagni (*h*) a vu une inflammation très-caractérisée de ce même centre tendineux, qui ne fut suivie

(*d*) De morb. lib. 5, cap. 9.
(*e*) De locis affect. lib. 5, cap. 4.
(*f*) Patholog. lib. 5, cap. 11.
(*g*) Sepulchret. sect. 7.
(*h*) Loco totiès citat. de Paraphrenes.

que d'un délire obſcur, à peine ſenſible, lequel ne ſe manifeſta même que quelques inſtans avant la mort du malade.

L'inflammation du diaphragme ne marche guères ſans celle du péricarde. L'adhérence de celui-ci au premier, en eſt vraiſemblablement la cauſe. Comme il eſt eſſentiel de la connoître, pour établir un prognoſtic juſte : nous allons rapporter les ſignes que les Auteurs propoſent.

Les uns (*i*) prétendent qu'il n'y a point de douleur ; d'autres ſoutiennent au contraire, qu'à la vérité cette douleur n'eſt point forte, mais qu'elle exiſte & eſt ſituée à la partie inférieure du ſternum. Les malades ſe plaignent d'une grande chaleur, d'une anxiété extrême; les ſyncopes ne ſont pas rares : les palpitations encore moins. Il leur ſemble, diſent-ils, éprouver des tremblottemens du cœur. Le pouls eſt dur, inégal, intermittent.

Nous avons décrit la Paraphrénéſie;

(*i*) Zacutus. Luſit. Praxi admir. obſ. 138. Verna Freind. Hiſt. Med. Le Cat. Mercure de Novembre 1753. Wanſwieten, tom. 3, pag. 78.

en suivant le sentiment le plus général; mais nous ne devons pas passer sous silence qu'il a plu à quelques Auteurs, de s'en former une idée particulière. Suivant eux, la Paraphrénésie n'est point une maladie si grave. Ils n'ont entendu par ce mot, qu'un simple délire secondaire ou symptômatique. De ce nombre, est Sennert (*k*). Morgagni semble adhérer à cette opinion. Au reste, cette question a été traitée avec beaucoup d'étendue & d'érudition dans le Commerce littéraire de Nuremberg (*l*). Notre dessein n'est pas d'entrer dans le détail des raisonnemens apportés pour & contre: c'est une affaire de pure curiosité: ceux qui désireront en prendre une plus ample connoissance, peuvent consulter l'ouvrage que nous venons d'indiquer.

Dans la maladie dont il s'agit, le prognostic doit être plus fâcheux, que dans la Pleurésie; sur-tout, si l'inflammation du péricarde s'y joint. Comme elle parcourt rapidement ses tems, la suppuration se forme avec la même

(*k*) Medec. pract. lib.
(*l*) An. 1736 & 1737.

promptitude,

promptitude, & l'on voit assez ordinairement survenir un empième ou une hydropisie purulente, suivant que le pus s'est fait jour dans l'une ou l'autre cavité. L'ulcère qui reste, est très-difficile à cicatriser, à cause du mouvement continuel du diaphragme. D'après cet exposé, on doit voir combien il seroit dangereux ici de se reposer sur les ressources de la nature. Il faut promptement avoir recours à l'Art. Les secours qu'il offre, sont les mêmes que ceux de la Pleurésie. Les saignées doivent être plus abondantes & plus rapprochées. Peut-être-même seroit-ce ici le cas de saigner jusqu'à la défaillance. Le transport de la matière morbifique sur le poumon n'est point une révolution qu'on doive redouter: la Péripneumonie étant moins dangereuse que la Paraphrénésie, il est clair que cette métastase ne pourroit qu'être avantageuse au malade.

On a ouvert avec un succès marqué dans la Pleurésie, une veine sur le côté affecté. Ne pourroit-on pas présumer avec quelque fondement, que cette méthode seroit très-utile dans ce cas? Les saignées locales dissipent les inflammaions, avec une promptitude surprenante ; aussi étoient-elles très-usitées parmi les anciens. Pourquoi les a-t'on abandonnées ? Ce n'est sûrement pas par défaut de succès, puisqu'on a vu, de nos jours, l'ouverture de la veine honteuse, réussir dans la chaude-pisse, au delà de toute espérance, entre les mains de ceux qui ont osé la tenter.

Les sangsues appliquées au scrobicule du cœur, ou autour des attaches du diaphragme, paroissent devoir faire du bien. Les ventouses peuvent leur être substituées avec avantage. J'ai oui dire qu'un pain tout chaud coupé par le milieu, & imbibé d'eau-de-vie, avoit beaucoup soulagé. Ce fait que je ne garantis pourtant pas, n'a rien qui répugne : les remèdes *des bonnes femmes*, tel que paroît celui-là, ne sont pas toujours à rejetter.

Après les évacuations sanguines, les lavemens sont les remèdes sur lesquels on doit le plus compter dans la Paraphrénésie : on sait qu'ils parviennent jusqu'à la grande courbure du colon qui est voisine du diaphragme. On peut donc les regarder en quelque sorte comme des topiques ; mais ils produisent un autre effet & plus connu & plus nécessaire. Nous avons dit que les douleurs des Paraphrénétiques redoubloient dans les efforts qu'ils font en allant à la selle, les lavemens, en délayant les matières excrémenteuses, facilitent la liberté du ventre, & préviennent par conséquent ces efforts.

Les fomentations, les linimens & les emplâtres sont ici d'un usage très limité : leur action ne peut guères parvenir à l'organe affecté.

On doit bien se garder de provoquer le vomissement dans la maladie dont nous parlons : la mort du malade pourroit être l'effet d'une pareille imprudence : ainsi, les émétiques doivent être absolument proscrits.

La boisson sera donnée, *parcâ manu.* Il faut éviter de distendre l'estomac. Le diaphragme ne manqueroit pas de se ressentir de cette distention. D'ailleurs, nous avons dit, en parlant de la Pleurésie, que la trop grande quantité de tisanne causoit quelquefois des vomissemens, & très-fréquemment des nausées. Il y a encore une autre raison, pour se conduire de la sorte ; c'est que, donnée à grandes verrées, elle passe plus vîte & en plus grande quantité par les urines : & il est de la dernière importance, dans cette maladie, d'éviter qu'elles s'amassent : les malades éprouvant des douleurs aussi vives pour uriner, que lorsqu'ils se présentent à la garderobe.

Ce qui vient d'être dit, ne doit s'entendre que de la Paraphrénésie vraie, ou purement inflammatoire, lorsqu'elle se trouve compliquée avec quelque maladie dont elle est le symptôme : il ne faut avoir égard qu'à la maladie principale.

C'est ainsi que dans la fièvre putride maligne paraphrénétique qui regna à l'Isle, & dont nous avons déja parlé, M. Boucher, après les saignées nécessaires, se servit avec succès, d'un apozème fait avec la casse, la manne & le nitre aiguisé de quelques grains de tartre stibié. Les évacuations que ce purgatif doux produisoit, soulageoient beaucoup les malades.

Ce Médecin leur donnoit ensuite une potion absorbante avec la confection hyacinte, & les gouttes minérales anodynes d'Hoffman.

Le traitement étoit terminé par une

infusion aqueuse de Kinkina ; de Serpentaire de Virginie, de Rue, de Scordium, & par un looch où il faisoit entrer du kermès minéral & de l'oximel scillitique. M. de Sauvages entremêloit les saignées avec les purgatifs : comme cette maladie étoit d'un très-mauvais caractère, il lui périt beaucoup de monde.

DE LA DOULEUR DE POITRINE.

On ne doit point être surpris que nous ayons fait un article séparé de la douleur de Poitrine. Les meilleurs Auteurs l'ont distinguée de la Pleurésie : & elle en différe réellement, parce que dans celle-ci il n'y a point de fièvre, & rarement de toux : symptômes qui sont essentiels à la Pleurésie.

Il est très-peu de maladies qui reconnoissent autant de causes, que celle dont nous parlons. Il seroit essentiel pour le traitement, d'avoir des signes qui fussent particuliers à chacune de ces causes ; mais l'Art n'est point encore assez avancé. Heureusement celles qui nous sont inconnues, sont les plus rares : &

l'ouverture des Cadavres, a démontré que le plus souvent elles étoient au-dessus des efforts de la Médecine.

La ressemblance de la douleur de Poitrine avec la Pleurésie, aura, sans doute, fait penser que les causes qui les produisent, étoient les mêmes dans leur essence, & ne varioient que par leur degré d'intensité. Cela est vrai; il est de fait qu'il faut très-peu de chose pour faire dégénérer la simple douleur de Poitrine en Pleurésie.

La pléthore y donne lieu assez souvent. On peut la soupçonner, en faisant attention au genre de vie du malade que l'on traite; s'il est sédentaire,& toujours collé dans un fauteuil; s'il a bon appetit, & ne se sent point incommodé des alimens qu'il prend; si à cela se joint la suppression d'une évacuation sanguine, il ne reste aucun doute. Un seul excès dans le boire & le manger suffit pour causer la douleur de Poitrine. J'ai connu un jeune homme robuste & laborieux qui, s'étant trouvé à un repas de cérémonie, où il se remplit vraisemblablement plus qu'à son ordinaire, fut pris le lendemain d'un point de côté qui allarma sa famille. Comme il n'y avoit point de fièvre, ni de toux, je crus pouvoir la rassurer. En effet, une saignée copieuse le guérit complettement.

La matière du rhumatisme, lorsqu'elle vient se fixer sur la Poitrine, y produit la maladie que nous traitons (*a*). L'Histoire de ce qui a précédé, éclaire bientôt le Médecin sur la nature du mal : & la couenne qui se forme sur le sang, acheve de le confirmer. D'ailleurs, il ne seroit pas bien dangereux de confondre cette espèce avec la précédente : la méthode curative est la même. La saignée même répétée est ici convenable.

Ce n'est pas que nous soyons Partisans de la Méthode de M. *Uffroi* Médecin, qui, dans le rhumatisme, faisoit saigner quinze ou dix-huit fois dans un jour. Les boissons font beaucoup de bien dans les douleurs de Poitrine; il importe peu quelles plantes on fasse infuser dedans, pourvu qu'elles soient chaudes. L'on sçait qu'elles n'agissent que par leur chaleur. Les embrocations

(*a*) Baillou, Epidem. lib. 1.

avec l'huile, les cataplâmes émolliens sont très-bons. Les frictions sèches doivent tenir un rang distingué. Elles désobstruent & resolvent efficacement l'embarras. Mais tous ces remèdes ont un effet trop lent dans quelques cas : je veux dire, lorsque la douleur est vive, & la respiration gênée jusqu'à un certain point. Une jeune fille ayant fait une demi-lieue dans un jour d'Automne, assez froid, fut attaquée en arrivant, d'une douleur de côté très-aiguë. Sa respiration étoit très-fréquente. Elle étoit accroupie & ne pouvoit prendre aucune autre situation. Son pouls petit & concentré n'avoit point augmenté en fréquence. Je lui fis appliquer sur le champ un large vésicatoire qui, dans trois heures, dissipa le point de côté. Les cantharides sont un remède salutaire en pareil cas. On les applique journellement à l'Hôpital de la Charité de Paris : & toujours avec un succès merveilleux.

L'usage des fruits & des légumes qui, dans la digestion, fournissent une grande quantité d'air, donnent une douleur de côté que les Auteurs ont appellée *venteuse* ceuse (b). Cette espèce n'est pas en général mauvaise. Elle prend subitement & avec vigueur; mais heureusement, elle s'en retourne avec la même promptitude, qu'elle est venue. M. de Sauvages la nomme crampe du thorax (c). Cette comparaison est d'autant plus juste, que les anciens regardoient les vents comme la cause de la crampe. Le vulgaire a coutume d'atttibuer cette douleur à un air ramassé entre les muscles de la Poitrine. Cela peut être, mais rien jusqu'à présent ne nous a démontré l'existence de cette cause. Indépendemment du régime, ceux qui ont le plus de disposition à cette maladie, sont les mélancholiques, les hypocondriaques, les Gens de lettres, les Ecrivains, &c.

Baillou a remarqué que ceux qui font un grand usage d'eau froide, sont aussi très-exposés aux douleurs de Poitrine; il ne faut cependant pas croire que l'eau, en passant dans l'œsophage, congéle le sang des artères intercostales : ce seroit avoir une très-fausse idée de la manière dont ce fluide agit. Son ac-

(b) Bianchi, Hist. Hepat. Baillou, Epidem.
(c)

tion se borne à produire dans les intestins, des spasmes dont l'effet est d'isoler une certaine quantité d'air qui, venant à se dilater, amène la maladie dont il s'agit.

Tout ce qui relâche est approprié dans cette occasion. Les linges appliqués chaudement sur le bas ventre, les bains tiédes, ou mieux encore ceux de vapeur.

Les lavemens sont ce qu'on peut donner de mieux. L'opium ne doit pas être oublié. S'il est un cas où il convienne, c'est principalement dans celui-ci; mais il faut le donner à plus forte doze, qu'on ne fait ordinairement. Nous ne craindrions pas d'en faire prendre deux & même trois grains d'emblée. Il réunit le double avantage de combattre en même-tems & la cause & l'effet; en ôtant la sensibilité aux fibres nerveuses, il fait cesser la douleur; en emportant la crispation ou le spasme, il enleve la cause. Personne, je pense, ne lui contestera cette double faculté: l'expérience de tous les siècles, l'a trop bien établie.

Le séjour de la bile dans l'estomac peut être rangé avec raison parmi les causes de cette maladie; on ne ressent pas seulement la douleur dans la région épigastrique : elle attaque indistinctement toutes les parties du thorax ; elle cesse par intervalles, mais c'est pour revenir bientôt après. Hippocrate a très-bien décrit cette espèce (*d*). Les malades ont perdu l'appetit ; la bouche est mauvaise ; ils éprouvent un mal-aise à l'orifice supérieur de l'estomac. Quelques-uns ont l'hypocondre droit enflé ; & sans douleur manifeste.

Il faut bien se garder d'ouvrir la veine. On a remarqué que la saignée nuisoit alors constamment. Un purgatif assez fort suffit pour l'ordinaire & opère la guérison ; mais il faut avoir attention de le faire précéder & suivre d'une boisson acidulée, comme la limonade, l'eau de tamarin, &c.

La présence des vers dans les enfans se couvre souvent des apparences du point de côté ; il est vrai qu'il n'est pas rare de les trouver attaqués de toux & de fièvre ; mais celle-ci n'est point inflammatoire, & n'exige pas la saignée. L'âge du sujet, la démangeaison des narines, le goût aigre de la

(*d*) Coact. prænot. sect. 3, vers. 79.

bouche, les rougeurs paſſagères qui montent au viſage, les convulſions qui ſont familières aux enfans, la couleur griſe des excrémens qu'ils rendent : voilà quels ſont les ſignes qui annoncent les vers. Les cathartiques légers, les amers, le ſemen-contra, la coralline, le mercure doux, l'huile d'amandes douces, &c. ſont les ſeuls médicamens auxquels il faille avoir recours en pareil cas.

On a vu des véroles invétérées ſe fixer ſur le côté, & y cauſer des douleurs cruelles qui ne cédoient qu'aux frictions ou aux autres préparations mercurielles. On ſent bien qu'avant de donner ce remède, il faut être aſſuré qu'on ne s'eſt pas trompé ſur le principe du mal : la connoiſſance de la conduite que le malade a tenue par le paſſé, eſt très-utile, mais ne ſuffit pas. S'il y a d'autres ſignes évidens du vice vénérien, ou que l'on ait l'aveu du malade, il ne faut pas balancer à adminiſter le mercure.

On a dit que ce qui caractériſoit les douleurs vénériennes, étoit leur augmentation, pendant la nuit. Cela eſt faux. Outre que cette particularité eſt commune aux douleurs ſcorbutiques, il y en a qui ont cédé à des remèdes inutiles contre la vérole. Riviére (*e*) parle d'une douleur vague du thorax, laquelle, après le premier ſommeil, redoubloit avec tant de furie, que le malade ne pouvant trouver aucune ſituation commode dans le lit, étoit obligé de ſe lever. Ce Praticien conjectura qu'elle étoit produite par la ſaburre, & la guérit dans quinze jours par l'uſage des purgatifs & de la décoction de ſquine.

Les mercuriaux ne ſuffiſent pas toujours, pour emporter la douleur, quand elle dépendroit d'un vice vénérien. Il faut pour cela qu'il n'y ait aucun vice local. Si une côte eſt caſſée, par exemple, il faut promptement recourir aux ſecours que fournit la Chirurgie : il eſt dangereux de temporiſer. La carie fait des progrès rapides dans ces os qui ſont preſque tous ſpongieux ; on lui a vu ronger les côtes & leurs muſcles, les vertèbres & la plèvre (*f*).

Ceux qui font des efforts violens auſquels ils ne ſont pas accoutmés, comme les Lutteurs & les Portefaix qui

(*e*) Obſ. 8, cent. 2.
(*f*) Veziani de Parapleurit. cap. 3.

commencent leur carrière, font sujets le lendemain à une douleur de Poitrine qui ne vient que de la distraction des muscles. Cette douleur augmente beaucoup par la pression extérieure. Les Auteurs proposent ici les remèdes généraux. Le mieux, à notre avis, est de n'en faire aucun : le repos seul guérira la maladie.

Les scorbutiques sont exposés à un point de côté, sans fièvre, accompagné d'une expectoration visqueuse (*g*). Le point n'est pas fixe ; il change de place, & augmente par la toux ; à mésure que le scorbut fait des progrès, ce point croît en intensité, & se porte plus particulièrement vers le sternum. La respiration est embarrassée, & la vie en danger. Bartholin (*h*) a observé que les vésicatoires ne conviennent pas dans cette espèce. Il conseille les sudorifiques, avec le vinaigre thériacal, la thériaque, l'esprit de mindererus ; mais surtout, le vinaigre scillitique à la dose de deux drachmes répetées trois fois par jour : tous les soirs, il faisoit prendre un bol

(*g*) L'Ind. du Scorbut.
(*h*) De Medecin. Danorum.

fait avec ſix grains de camphre, & autant de nitre.

Les anévriſmes de l'aorte, de l'artère pulmonaire, ou des oreillettes, produiſent ſouvent des douleurs de Poitrine qu'il eſt important de ne pas confondre. Voici les ſignes qui peuvent faire ſoupçonner cette cauſe: un coup, une chûte, un effort qui auront précédé; une difficulté de reſpirer au moindre mouvement, un battement inſolite dans le thorax, des palpitations fréquentes, &c.

La palliation du mal eſt tout ce qu'on peut ſe propoſer alors: il n'y a point de cure radicale à attendre. Il faut ordonner au malade un grand repos de corps & d'eſprit, ne lui permettre que peu d'alimens, lui interdire l'uſage du vin & des liqueurs. On trouve dans les Auteurs, & ſur-tout dans Bonet, beaucoup d'autres cauſes de la douleur de Poitrine, que nous nous abſtenons de rapporter, parce qu'on ne les a reconues qu'à l'ouverture du Cadavre.

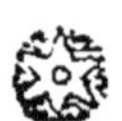

DE L'HYDROPISIE DE POITRINE.

ON entend par Hydropiſie de Poitrine, un amas d'eau dans un côté, ou dans l'autre ſéparement ; ou dans tous les deux enſemble: Galien qui n'avoit vu cette maladie, qu'une ſeule fois, la regardoit comme très-rare: elle eſt cependant plus commune qu'on ne le croit communément.

L'Hydropiſie de Poitrine vient rarement, ſans avoir été précédée par quelque maladie chronique ou aiguë. Son diagnoſtic eſt très-incertain ; ſes ſymptômes ſont communs, à quelques nuances près, à l'Hydropiſie du péricarde, de la plèvre, du médiaſtin & à l'œdéme du poumon.

La toux ſèche, la difficulté de reſpirer qui augmente (*i*), la ſuppreſſion des

(*i*) Rivier. Praxi Med. lib. 7, cap. 5, & Charles de Pois, de morb. aſeroſ. colluv. art de Hyd. pect. donnent pour ſigne pathognomique : que la difficulté de reſpirer augmente dans la nuit ; que les malades s'éveillent en ſurſaut, au moment qu'ils veulent ſe livrer au ſomeil, & que ce n'eſt qu'au retour du jour, qu'ils peuvent repoſer : nous avons eu occaſion de vérifier ce fait, ſur un jeune homme qui avoit tous les ſymptômes de l'Hydropiſie de Poitrine.

urines, la soif, la fièvre lente, l'œdématie des extrémités inférieures; la gêne de la respiration, lorsque cette ædématie disparoît; son rétablissement, lorsque les extrémités s'engorgent de nouveau; la foiblesse de la voix, la gêne, la petitesse & la frèquence du pouls, les palpitations, un sentiment de pésanteur au bas de la Poitrine: voilà les signes sur lesquels on peut conjecturer qu'il y a du fluide épanché dans la Poitrine.

Willis (*k*), Fontanus (*l*), Buchenevus (*m*) & Morgagni (*n*) ont remarqué qu'il y avoit quelquefois œdématie & tumeur du côté affecté. Riviere (*o*) ajoute que dans l'Hydropisie de Poitrine, le scrotum s'enfle & se remplit avant l'abdomen & les jambes. Hoffman en rapporte une observation (*p*). L'engourdissement & l'œdématie de l'épaule & du bras, du côté affecté, est

(k) Pharmac. ration. cap. 17, pag. 2.

(*l*) Observ. Anatom. Medic. 30 & 38.

(*m*) Act. n. c. tom. 6, observ. 30.

(*n*) De sedibus & causis morb. lib 2, de morb. Thorac.

(*o*) Hist. more. Uratislac. 1699, 1700. de Hydrop. pect. cap. 1. sect. 8.

(*p*) De Hydrop. observ. 7.

un ſymptôme aſſez commun. Il a été obſervé très-ſouvent par Morgagni (*q*) & Charles de Poix (*r*).

La toux eſt plus ou moins vive, ſelon la qualité & la quantité du liquide épanché. Morgagni fait cependant mention (*s*) d'Hydropiques qui n'avoient pas eu la moindre toux.

Les malades ſe tiennent ordinairement ſur leur ſéant, la tête panchée en avant; leur viſage eſt pâle, quelquefois bouffi; ils cherchent l'air frais, & ſe plaignent d'avoir les mains & les pieds brûlans. Quelques Médecins ont prétendu pouvoir reconnoître la fluctuation, en faiſant beaucoup agiter le malade; ils ont même voulu faire croire qu'ils entendoient le gargouillement des eaux, mais il n'eſt rien de plus incertain que ces aſſertions. Si les accidens que nous venons de détailler, n'ont point été précédés par une maladie inflammatoire, & que le malade n'éprouve point de friſſons irréguliers, il eſt à préſumer que l'épanchement eſt de ſéroſité.

(*q*) De ſed. & cauſ. morb. lib. 2. de morb pect.

(*r*) De Morb. à colluv-ſeroſ. cap. de Hydrop. Thorac.

(*s*) Loc. cit.

Ce n'eſt pas néanmoins que les inflammations de Poitrine ne ſoient quelquefois ſuivies d'Hydropiſie : on en trouve pluſieurs obſervations dans les Auteurs.

Si l'épanchement n'eſt que d'un côté de la Poitrine, c'eſt ſur le même côté que les malades ſe couchent, dit-on, communément. Mais ce ſigne n'eſt pas toujours pathogmonique; Morgagni rapporte pluſieurs exemples contraires à cette prétendue regle (*t*).

Lorſque les Hydropiques de Poitrine ſe couchent ſur le côté malade, les humeurs par leur propre poids ſe portent à l'extérieur, & forment une tumeur conſidérable, en avant, vers les mammelles ; & en arrière, vers l'épine. Mais cette tumeur ne paſſe ni le ſternum, ni l'épine, qu'à la longue. Cette remarque eſt de l'Obſervateur auſſi judicieux qu'exact que nous avons déja cité pluſieurs fois (M. de Bordeu).

Les Hydropiques ſe plaignent le plus ſouvent d'une douleur à la partie moyenne de l'épine.

Le Méchaniſme de l'Hydropiſie n'eſt pas encore bien connu. Les uns préten-

---

(*t*) De ſed. & cauſ. morb. lib. 2 ; de morb. pect.

dent qu'elle vient de la rupture des vaiſſeaux lymphatiques ; d'autres, par la tranſudation. Louver, dans ſon Traité du cœur, rapporte qu'il a diſſéqué pluſieurs Brebis mortes d'Hydropiſie de poitrine & de bas ventre, qui avoient des veines lymphatiques aſſez pleines & aſſez groſſes, pour qu'il pût les ſuivre. Ceci ne favoriſe pas le ſentiment de ceux qui croient à la rupture des vaiſſeaux lymphatiques.

Les cauſes générales de l'Hydropiſie de poitrine, ſont 1°. les mêmes que celles des autres Hydropiſies. Le tempérament mol, humide, les ſaiſons pluvieuſes, les froids vifs, les fièvres intermittentes, les hémorragies, les diſſenteries, l'épuiſement, la vie ſédentaire (*u*), les mauvaiſes nourritures, les boiſſons trop abondantes, l'yvrognerie.

2°. La ſuppreſſion des fleurs blanches, des ſueurs habituelles, les maladies cutanées (*x*). Morgagni rapporte une obſervation d'une fille qui mourut d'hy-

(*u*) Bonnet rapporte une obſervation d'une Hydropiſie de Poitrine occaſionnée par le défaut d'exercice. Sepulchret. Anatom. lib. 2, ſect. 1, obſ. 76.

(*x*) Eod. loco cit. pag. 34.

dropisie de poitrine, pour avoir fait rentrer une galle.

3°. Tout ce qui peut rallentir le cours du sang. Louver (*y*) l'a démontré par ses expériences sur des animaux ausquels il faisoit lier des vaisseaux sanguins.

4°. Le scorbut cause aussi l'hydropisie par la désunion des principes du sang.

5°. Ceux dont les urines coulent peu, les vieillards, les hommes de haute stature, toutes choses égales d'ailleurs, sont, selon Frideric Hoffman, plus sujets à l'hydropisie (*a*).

Les causes particulières de l'Hydropisie, sont les maladies inflammatoires de la poitrine, les obstructions du poumon, les vices de conformation.

Hippocrate (*b*) a rangé parmi les causes les plus communes de l'Hydropisie de poitrine, les boissons froides prises quand on a bien chaud. Morgagni en rapporte plusieurs exemples (*c*).

(y) De Corde. cap. 2, pag. 123.

(*a*) Med. rat. system. tom. 4, part. 4, cap. 14, pag. 141.

(*b*) De morb. Vulgar.

(*c*) De sedib. & caus. morb. lib. 2, de morbis pect.

On trouve dans les Ephémérides d'Allemagne (*d*), une observation d'une Hydropisie de Poitrine causée par des polypes dans les ventricules du cœur.

Lamotte (*e*) fait mention d'une jeune fille morte d'hydropisie de poitrine. Les poumons étoient sains : mais on trouva deux tumeurs grosses comme des œufs de Pigeon, qui comprimoient la veine cave descendante.

Ruisch (*f*) parle d'une hydropisie de poitrine avec astme, difficulté de respirer, & défaillance, suivie d'un amaigrissement insensible, & d'une cessation totale du pouls deux jours avant la mort du malade. Cette maladie avoit été occasionnée par l'ossification des valvules semi-lunaires du cœur, lesquelles formoient un obstacle au passage du sang.

On a trouvé (*g*) dans un homme mort d'hydropisie de poitrine & du péricarde, le cœur flasque & très-gros.

(*d*) Décemb. 2. an. 6, obs. 232.

(*e*) Traité Complet. de Chirurg. tom. 2, pag. 186.

(*f*) Observ. 69.

(*g*) Miscellan. Acad. Nat. C. Decemb. 3, an. 9, & 10, obs. 89.

Les valvules des deux artères étoient ossifiées; il y avoit un polype considérable dans le ventricule gauche.

Hoffman rapporte (*h*) une observation d'hydropisie de poitrine causée par le froid & l'abus des liqueurs fortes. Lister a parlé d'une autre dans laquelle il y eût deux rechûtes, & qui reconnoissoit les mêmes causes (*i*).

Les tumeurs du mésentère ont aussi quelquefois causé l'hydropisie de poitrine (*k*).

La rupture du canal thorachique a donné lieu à une hydropisie chileuse qui, toute dangereuse qu'elle paroît, n'est cependant pas toujours mortelle. Willis (*l*) nous en a laissé une observation que sa singularité nous a engagé à rapporter.

Un jeune homme, livré à des exercices violens, s'apperçut que sa poitrine se remplissoit, en sorte que le poumon gauche lui sembloit plus gros & gêné; que son cœur paroissoit avoir changé de place & battre plus violemment.

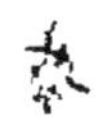

(*h*) Tom. 3, de Hydrop. obs. 7.
(*i*) Exercit. med. de Hydrop.
(k) Bord. Recherch. sur le Tissu muqueux.
(*l*) Tom. 2, cap. 17, de Hydrop. pect. pag. 123.

Quelque tems après, il crut entendre un bruit qui imitoit assez celui d'un liquide qui découle, il le fit remarquer aux assistans qui furent étonnés comme lui d'un phénomène pareil. L'inquiétude qu'en eut le malade, ne fut pas de longue durée; comme il se portoit bien d'ailleurs, & qu'il avoit bon appetit, il n'y fit pas beaucoup d'attention.

La maladie fit cependant des progrès, de sorte qu'au moindre mouvement, le jeune homme sentoit la fluctuation. Willis & Louver conseillèrent la paracenthèse de la poitrine, par le moyen d'un cautère placé entre la sixième & la septième côte. Le surlendemain après la chûte de l'escharre, il sortit par l'ouverture, cinq à six onces de matière blanche chileuse assez épaisse; il en découla autant deux jours après. Cette humeur devint séreuse dans la suite. Le malade porta long tems cette incommodité fistuleuse. Il se portoit bien, avoit bon visage, montoit à cheval, & ne faisoit usage d'autre remède, que d'une décoction vulnéraire.

Dans les Mémoires de l'Académie des Sciences, année 1700, M. Vernage parle d'une jeune fille, qui, à la suite d'un violent

lent effort, pour soulever un gros fardeau, étoit devenue hydropique : on lui fit plusieurs fois la ponction ; il en sortit une matière chileuse qui ressembloit par sa couleur, par le goût & la consistance qu'elle avoit, à du lait un peu salé. On voit un autre cas semblable, dans les mêmes Mémoires, année 1710. M. Mouro rapporte un exemple de cette nature (*m*). Celui qui en est le sujet, mourut. On lui avoit tiré une grande quantité de matière chileuse. A l'ouverture de son cadavre, on trouva le canal thorachique ouvert vers la troisième & la quatrième vertèbre du dos.

Les remèdes qu'on emploie pour la cure de l'hydropisie de poitrine, sont les mêmes que pour les autres. Il faut procurer les évacuations des eaux épanchées, & empêcher qu'il ne s'en amasse de nouvelles.

Les diurétiques & les apéritifs sont ceux qui réussissent le mieux (*n*) ; les

(*m*) Essais sur l'Hydrop. pag. 36.

(*n*) Musgrave a fait voir par ses expériences, qu'il y a un rapport singulier entre la Poitrine & les Reins. Il a injecté de l'eau tiéde dans la Poitrine de plusieurs Animaux ; ils éprouvoient tous les accidens de l'Hydropisie qui se dissipoient ensuite par un flux nitreux, les préparations de scille, le savon, la terre foliée de tartre, le benjoin, le camphre, le sel ammoniac, l'arum, l'iris, les cendres de gênet, l'infusion de genièvre, d'écorce de sureau dans du vin blanc; les sucs des plantes, telles que le cerfeuil, l'ozeille, &c., l'esprit de nître, le mars, les eaux minérales ferrugineuses, & quantité d'autres qu'il est inutile de citer, & qui tous sont également bons.

On doit varier l'usage de ces remèdes, Les uns réussissent dans des cas; tandis que dans d'autres, ils n'ont pas le moindre effet. C'est au Médecin, imbu de la matière médicale, à les employer à propos. On peut les ordonner d'une infinité de manières, mais on remarque que les formules les plus simples, sont celles qui ont le plus d'efficacité.

Lorsque dans l'hydropisie il y a un relâchement marqué, & qu'elle est la suite de la cachexie & de l'épaississement: on met en usage les corroborans, les stomachiques mariés aux remèdes ci-

---

d'urine. Transact. Philosoph. abridg., tom. 5, pag. 78.

dessus ; la rhubarbe, le quinquina, la gentiane, le cachou, l'écorce d'orange, le vin amer, &c.

Les émétiques (*o*) sont d'un grand usage dans la maladie dont nous traitons; ils réussissent toujours bien ; ils augmentent l'oscillation des vaisseaux, & le mouvement des fluides qui en sont plus attenués, & deviennent par-là plus capables d'être absorbés.

Les purgatifs sont aussi nécessaires : mais leur effet n'est pas aussi marqué, que celui des émétiques. Leur usage demande aussi à être varié. On sent bien que plus il y aura de relâchement, plus les purgatifs doivent être forts ; qu'au contraire, s'il y a de la roideur dans les fibres, on doit en choisir de plus doux, & les employer de tems à autre, comme les émétiques.

Les minoratifs nuiroient plutôt dans ce cas, qu'ils ne feroient utiles, comme l'a fort bien remarqué Sydenham (*p*).

(*o*) On trouve un exemple d'une Hydropique guérie par l'usage continué des émétiques, dans les Mem. de l'Académie des Sciences, ann. 1703, par M. Duverney.

(*p*) Sydenh. Op. cap. de Hyd.

cathartica quæ segniùs operantur, magis officiunt quàm prosunt.

Les sudorifiques ont aussi des succès; mais on ne doit pas trop y compter. On ne doit les continuer, que lorsque la nature paroît se prêter à leur action.

Celse (q) conseille de mettre les malades dans du sable chaud.

(r) Riviere a guéri un malade qui avoit en même tems une hydropisie de poitrine & du bas ventre, en lui procurant des sueurs abondantes, par le moyen d'une étuve préparée avec l'esprit de vin, qu'il continua pendant vingt jours de suite. Il lui faisoit prendre en même-tems une décoction de guayac & de salsepareille; il le purgeoit aussi tous les quatre jours avec les hydragogues.

Il y a en Italie, près de Rome, une Grotte, appellée *la Grotte des Serpens*, d'où il s'exhale des vapeurs très-chaudes

(q) *Evocandus est sudor, non per exercitium tantùm, sed etiam in arenâ calidâ, vel laconico vel clibano, similibusquè aliis. Maximè enim sunt utiles, naturales vel siccæ sudationes.* Cels. lib. cap. 21, de Hydrop.

(r) Rivier. Obs. cent. 4, obs. 71.

qui ont guéri plusieurs Hydropiques qui s'y étoient exposés (*s*).

Les frictions séches, soit avec des brosses ou des étoffes rudes, & l'exercice, sont des moyens qu'il ne faut pas négliger, & qui contribueront beaucoup à l'action des remèdes.

M. Mouro (*t*) rapporte plusieurs observations d'hydropisies guéries par le vin d'antimoine qui procuroit des sueurs abondantes.

Les vésicatoires appliqués aux épaules & aux cuisses, sont très-recommandables dans l'hydropisie de poitrine. Ils n'ont point le même inconvenient, que dans l'ascite, qui est d'attirer très-souvent la gangrène.

Les sétons entre les côtes, nous paroissent devoir être suivis de bons effets; (*u*) l'application d'un cautère au bras ou à la jambe réussit aussi très-bien.

Quand on a envain employé les remèdes que nous avons prescrits (ce qui

---

(*s*) Miscell. nat curios. Decembr. 3, an. 4.

(*t*) Essai sur l'Hydrop.

(*u*) L'écorce de garou peut être substituée au cautère avec avantage. Il est des Chirurgiens qui la proscrivent, parce que, disent-ils, son application est trop douloureuse: c'est précisement par cette raison-là, que nous croyons devoir l'adopter.

n'arrive malheureusement que trop souvent), on a recours à la paracenthèse.

Nous ignorons pourquoi cette opération a trouvé des adversaires (x). Le peu de succès qu'elle a eu quelquefois, ne doit point lui être attribuée: & si elle ne réussit pas, c'est qu'on l'a fait trop tard. Ne pourroit-on pas en dire autant de plusieurs opérations de Chirurgie dont les succès ne sont pas constans, parce qu'on n'y a recours, que lorsque c'en est fait du malade; & comme l'on dit, *ad extrema.*

Hippocrate & Galien parlent de cette opération. Ils avoient coutume, ainsi que beaucoup d'autres anciens Médecins, de ne tirer qu'une partie des eaux. Ils y revenoient le lendemain, quelquefois plus tard. Cette méthode n'a plus guères de Partisans parmi nous: on fait y suppléer par des compressions.

Nous pensons cependant que si l'hydropisie avoit gagné les deux côtés de la poitrine, il faudroit mettre un intervalle entre les deux paracenthèses: sans

---

(x) Lamotte est un de ceux qui s'élevent le plus contre la paracenthèse de la poitrine. Trait. Compl. de Chirurg, tom. 2.

quoi, le poumon qui se trouvoit comprimé par les eaux, étant livré tout-à-coup à lui-même, & ayant été macéré, ne pourroit résister au sang qui y aborderoit: d'où il résulteroit des accidens fâcheux, peut-être même une mort très-prompte.

M. Morand (*y*) a donné une très-belle observation qui fait voir que, par cette opération, on peut conserver la vie à nombre de sujets, lorsqu'elle sera faite à tems. Ce Praticien conseille avec raison d'entretenir l'ouverture pendant un certain tems. Hippocrate (*z*) a remarqué que c'étoit un bon signe, si au cinquième jour, il s'établit à la place, une légère suppuration.

M. Duverney (*&*) rapporte un exemple de cette nature, non moins frappant. La femme qui fait le sujet de l'observation, avoit en même-tems une *ascite*. C'est par cette dernière que l'on commença: & quelques jours après, on évacua l'eau de la Poitrine. La malade fut parfaitement guérie.

(*y*) Mém. du l'Acad. de Chirurgie, tom. 2, *in*-4°.
(*z*) De Morb. lib. 11, cap. 24, Chart. tom. 7, pag. 176.
(*&*) Acad. Scienc. an. 1703.

Bianchi a auſſi pratiqué la même opération ſur un jeune homme (*a*).

M. de Senac plus connu encore par ſes Ouvrages, que par le Poſte éminent qu'il occupe, a fait pratiquer la paracenthèſe à la Poitrine, ſur pluſieurs malades, avec le ſuccès le plus complet; (*b*).

Les ſentimens ſont également partagés ſur la manière de faire cette opération. Les uns préférent le trois-cart; d'autres, le biſtouri. Celui-ci nous paroît préférable, parce qu'il peut ſe faire que le poumon ſoit adhérent à la plèvre en quelque point: ſur-tout, ſi l'hydropiſie a été précédée d'une maladie inflammatoire de la Poitrine. Dans ce cas, on ne manqueroit pas, en ſe ſervant du trois-cart, de pénétrer dans la ſubſtance du poumon: & cet accident entraîneroit problablement la perte du malade.

On évitera de faire l'opération ſur l'endroit où le malade reſſentira de la douleur, parce que cette douleur annonce que l'inflammation a cauſé l'adhérence du poumon avec la plèvre, en ce point.

(*a*) Hiſtor. Hepat. tom. I.
(*b*) Trait. de la Struct. du cœur.

Quant

Quant au lieu où il faut pratiquer la paracenthèse, les sentimens ne sont pas réunis. En Angleterre, on l'a fait à la partie latérale & antérieure de la Poitrine (c). En France, nous la faisons le plus postérieurement qu'il est possible. Chacun des deux partis préconise sa méthode : nous devons cependant avouer que celle de Sharp a cet avantage, qu'on risque moins de trouver le poumon adhérent à la partie antérieure de la poitrine, qu'à la partie postérieure. C'est une observation que les ouvertures des Cadavres ont presque toujours confirmée. Au reste, comme notre objet n'est point ici d'entrer dans le détail des opérations Chirurgicales, nous laissons aux Praticiens instruits & prudens à prendre des deux partis, celui qu'ils jugeront le plus avantageux pour les malades confiés à leurs soins.

Après avoir évacué les eaux, on ne doit pas abandonner pour cela le malade, mais continuer l'usage des remèdes propres à l'hydropisie. Les stomachiques & les légers toniques, sont ceux sur lesquels on doit le plus insister, tels

(c) V. Sharp, Trait. des opérat. pag. 254.

que le mars, les eaux minérales ferrugineuses, les purgatifs amers. On entretiendra le cours des urines, & la liberté du ventre ; on établira un cautère, c'est un excellent prophylactique. Les frictions seront continuées, & l'exercice sera augmenté, afin de ramener les humeurs du centre à la circonférence. Le régime est aussi une partie très-essentielle du traitement. Il doit être approprié aux indications qu'on a à remplir. En général, les malades doivent boire peu. Le vin doit être donné en petite quantité d'abord ; on en augmentera la quantité, lorsqu'il s'agira de donner du ton aux solides après la paracenthèse. Avant ce tems, on conseille par préférence le vin blanc coupé avec une infusion de baïes de genièvre ou des eaux minérales.

Hippocrate ordonnoit aux malades de cette espèce, un régime dessèchant assaisonné de choses un peu âcres, pour faire couler les urines. On trouve dans l'Essai sur l'Hydropisie de Mouro, plusieurs observations de personnes guéries par l'abstinence de tout liquide. Il y a bien peu de malades qui veuillent se soumettre à ce régime. Il ne promet pas autant de succès, & n'est pas si indispensablement nécessaire dans l'hydropisie de poitrine, que dans l'ascite.

DE L'HYDROPISIE DE POITRINE ENKISTÉE.

Nous comprendrons dans la classe des Hydropisies enkistées, les amas d'eau qui se font entre la plèvre & les côtes (*d*); dans le médiastin & dans le péricarde. Toutes ces maladies sont très-difficiles à distinguer les unes des autres. Elles accompagnent souvent l'hydropisie de poitrine, particulièrement celle du péricarde. Elles reconnoissent les mêmes causes; leurs symptômes, quand elles en ont, sont à peu de chose près les mêmes.

La Pleurésie est la maladie qui le plus souvent est suivie d'épanchement entre les côtes & la plèvre. Cet amas est quelquefois assez considérable, pour gêner l'action du poumon. M. de Haller rapporte un exemple (*e*) où, à l'ouvertu-

(*d*) Il est bien rare que cette collection d'eau, soit dans un vrai Kiste particulier. C'est donc assez improprement qu'on l'a appellée *Hydropisie enkistée.*

(*e*) Opuscula Patholog. obs. 12.

re du Cadavre, l'on trouva une quantité d'eau verdâtre épanchée entre les muscles & la plèvre, laquelle formoit un sac qui remplissoit une grande partie de la cavité de la poitrine.

Les liquides ont quelquefois assez d'acreté, pour corroder les parties dans lesquelles ils sont renfermés, & s'épancher dans la cavité de la poitrine, quelquefois même dans le bas ventre. Le diaphragme fut trouvé percé par une humeur acre, renfermée dans un kiste, entre la plèvre & les muscles (*f*).

Il faut se rappeller la plûpart des signes de l'hydropisie de poitrine, & les appliquer à l'hydropisie enkistée. Mais ici, le sentiment de douleur & de pésanteur qu'éprouve le malade, est plus fixe, & permanent; les tégumens sont œdématiés, & cette œdématie gagne quelquefois tout le côté affecté. Si on appuye sur ce même côté, le malade en souffre. En général les accidens sont moins pressans, à moins que la collection d'eau ne soit très-considérable; dans ce cas, il y a saillie très-apparente à l'extérieur.

(*f*) Act. Hafn. fol. 2, obs. 16.

On doit essayer les remèdes internes prescrits pour l'hydropisie de poitrine ; les vésicatoires, & sur-tout les cautères à l'endroit de la douleur. Tous ces moyens ne réussissent cependant pas toujours, à beaucoup près ; on est souvent obligé d'en venir à la paracenthèse, dont on entretient l'ouverture, pendant quelque tems. Nous préférons encore, dans ce cas, le bistouri à tout autre instrument ; parce que, comme nous l'avons dit, le sentiment de douleur qu'éprouvé le malade, peut être l'effet d'une adhérence du poumon à la plèvre.

Quelques Auteurs conseillent les injections un peu astringentes, pour faire contracter le kiste, ou afin d'y exciter une légère inflammation, pour en coller les parois. Nous adoptons cette méthode, lorsque nous avons des signes non équivoques, que les eaux ne sont point épanchées dans la cavité de la poitrine, mais qu'elles sont dans une poche particulière : hors ce cas, nous ne pensons pas qu'on doive la mettre en pratique.

DE L'HYDROPISIE DU MEDIASTIN.

TOUT le monde ſçait que le Médiaſtin eſt formé de deux portions de la plèvre, qui s'étant réunies aſſez étroitement entre les deux lobes du poumon, s'écartent enſuite, & vont s'attacher au ſternum & à l'épine, laiſſant poſtérieurement & antérieurement, un eſpace appellé *triangulaire*, dans lequel eſt une grande quantité de tiſſu cellulaire qui ſe détruit facilement par l'effort d'un liquide quelconque qui s'y épanche.

Nous n'avons pas pardevers nous, aucune hydropiſie du médiaſtin. Les exemples en ſont rares (*g*) : & ceux qui en ont parlé, ne nous en ont laiſſé aucun ſigne caractériſtique.

Nous rapporterons ſimplement ce qu'en a dit M. Mouro (*h*) : » *l'eau* » *épanchée dans le tiſſu cellulaire du mé-* » *diaſtin*, dit cet Auteur, cauſe un ſen- » timent de mal-aiſe & de péſanteur » dans le milieu de la poitrine ; mais

(*g*) Mead. en rapporte un exemple. Monit. Med. cap. 8, Riviere. un autre, obſ. cent. 1.

(*h*) Eſſais ſur l'Hydrop.

» sans aucune sensation qu'on puisse ap-
» peller du nom de douleur. Ce poids,
» la plûpart du tems, change de place,
» suivant la situation du corps. On le
» sent près du diaphragme, quand on est
» debout; il est vers l'épine, quand on est
» couché sur le dos. Il presse le devant
» de la poitrine, lorsqu'on est couché
» sur le ventre; enfin, si l'on se couche
» sur le côté, il se fait sentir sur le cô-
» té sur lequel on est couché. La tra-
» chée-artère, l'œsophage & le péricar-
» de, continue cet Auteur, à cause de
» leur situation près du médiastin, doi-
» vent être gênés dans leurs fonctions ».

M. Mouro ne pense pas, à ce qu'il paroît, qu'il puisse se faire un épanchement dans l'un des espaces formés par le médiastin, sans que l'autre soit affecté : ce qui est cependant très-possible, attendu que l'on voit des dépôts purulens qui n'occupent que l'espace triangulaire antérieur. Nous ne concevons pas comment ici tous les signes que M. Mouro rapporte, pourroient avoir lieu : le signe caractéristique doit être une douleur fixe sous le sternum. Il a voulu sans doute parler de ces cas où la grande quantité d'eau épanchée, a désuni les deux lames de la plèvre, & des deux espaces n'en a fait qu'un.

M. Mouro ne dit point si c'est sur les malades qu'il a observé les symptômes que nous venons d'exposer d'après lui ; il ne donne point l'histoire des ouvertures des Cadavres. Au reste, on peut dire que si ces symptômes ne sont pas vrais, ils sont au moins vraisemblables, dans le sens toutefois que nous l'avons expliqué.

On emploie ici les mêmes remèdes, que dans l'hydropisie de poitrine. S'ils ne sont pas efficaces, on s'assure si le liquide épanché est dans l'espace triangulaire antérieur. Dans ce cas, on a recours à la Chirurgie ; c'est alors qu'on ne doit point hésiter de trépaner le sternum.

Ce moyen est le seul qu'on puisse employer pour tirer les eaux. M. de Lamartinière (*i*) a donné un Mémoire précieux, & qui ne laisse rien à désirer sur cette matière. Il fait voir, non par des raisonnemens, spécieux enfans de l'enthousiasme, mais par des faits, que cette opération faite à tems, a très-

(*i*) Mèm. de l'Acad. Roy. de Chir. tom. 4.

heureusement réussi, dans des abscès au médiastin ; pourquoi n'en feroit-on pas usage, pour donner issue à des dépôts lymphatiques ?

DE L'HYDROPISIE DU PÉRICARDE.

CETTE maladie est plus commune que celle dont nous venons de parler ; mais rien de plus rare, que de la voir seule. Elle a été connue de tous les tems. Freind (*k*) prétend qu'Avenzoar est le premier qui l'ait observée ; mais Galien (*l*) qui vivoit long-tems avant Avenzoar, en a parlé. Il explique la maniere dont elle se forme. Elle vient, selon lui, des hydatides qui s'élevent à la surface du cœur. Fabricius Hildanus (*m*) étoit si persuadé que c'étoit là la seule cause de l'hydropisie du péricarde, qu'il a donné à cette maladie le nom d'*hydrocardia* : voulant faire entendre par là, qu'elle dépend plus du cœur que du péricarde.

Nous serions fort embarrassés de don-

(k) Hist. Med.
(l) De loco affect. lib. 5, cap. 2, n°. 33.
(m) Cent. 1, obs. 43.

ner des signes pathognomoniques & particuliers à l'hydropisie du péricarde ; parce qu'elle ne marche presque jamais seule. Valsalva est un de ceux qui l'ont observée, sans qu'elle fût accompagnée d'aucune autre maladie : voici ce qu'il en dit : Le malade avoit, depuis quelques tems les pieds enflés ; il fut pris d'une fièvre assez légere ; sa respiration cependant s'embarrassa au point qu'il fut obligé de se tenir sur son séant ; il toussoit & rendoit des crachats pituiteux ; il étoit tourmenté d'une grande soif, & il mourut peu de tems après. On trouva le seul péricarde plein d'eau (*n*).

Graetzius (*o*) a donné sur cette maladie une dissertation dans laquelle il dit, qu'il n'est presque pas possible de la distinguer de l'hydropisie de poitrine. Il l'avoit cependant trouvée seule. Le péricarde contenoit une si grande quantité d'eau, qu'il remplissoit toute la cavité de la poitrine, *ut totum thoracis cavum repleret.* Telles sont ses expressions ; & pour tout signe particulier, il dit que

(*n*) Morgag. de sedib. & caus. morb. ep. 16, art. 21.

(*o*) Dissert. de Hydrop. Peric. Magdeburg.

le malade ressentoit un poids au bas de la poitrine: tous les autres symptômes étoient communs à l'hydropisie de cette cavité ; si bien que tous les Médecins y furent trompés. Il est vraisemblable que le malade de Graetzius n'auroit pas ressenti ce poids dont il se plaignoit, si la quantité d'eau n'eût pas été si considérable, attendu que ce signe ne se montre pas toujours.

A ces deux observations nous en joindrons une dont nous venons tout récemment d'être témoins à l'Hôpital de la Charité de Paris. Celui qui en fait le sujet étoit un jeune homme, qui à la suite d'une fièvre intermittente, fut attaqué d'une Hydropisie ascite, peu considérable. Il *végétoit* depuis quelque tems dans cet Hôpital, sans que la maladie parût faire aucun progrès. Les extrémités inférieures étoient œdématiées, & toujours très-froides; le malade étoit pâle, sans soif, ses urines ne couloient point; la respiration étoit un peu gênée, & il avoit une petite toux qui lui faisoit rendre quelques crachats. Il en étoit à ce point, lorsque les vents qui étoient au Sud passerent brusquement au Nord-est. Ce changement ne se fit point impunément pour notre malade : la difficulté de respirer devint alors très-grande, le ventre augmenta en grosseur, le corps devint bouffi : malgré tous ces accidens, il ne se passoit rien de particulier du côté de la Poitrine, à la difficulté de respirer près, que l'on pouvoit attribuer à l'ascite. Il n'y avoit ni sentiment de pésanteur, ni palpitation : le malade restoit continuellement sur le dos.

Le pouls avoit toujours été si petit, qu'à peine pouvions nous le sentir ; mais il devint tout-à-coup imperceptible, lorsque l'atmosphere changea ; ce que nous croyons être la cause de sa mort qui arriva quelques jours après.

A l'ouverture du cadavre, on trouva de l'eau dans le ventre en assez grande quantité : la Poitrine en contenoit peu, mais le péricarde en renfermoit au moins deux pintes de Paris.

Nous rapporterons encore les signes que le commun des Médecins dit annoncer l'Hydropisie du péricarde.

On ressent un poids, un resserrement particulier à la région du cœur : c'est même le symptôme le moins équivoque. La respiration est un peu gênée, le malade est le plus souvent tourmenté d'une toux sèche, acre, & des palpitations; le mouvement du cœur devient irrégulier, le pouls inégal : outre cela le malade éprouve des syncopes précédées d'un sentiment de suffocation : tous ces symptômes augmentent à mesure que le malade se meut. Barriere (*p*) qui a ouvert le cadavre de cinq personnes mortes d'Hydropisie du péricarde, avoit observé la plûpart des signes que nous venons de détailler, mais il ne parle pas de la palpitation.

Les symptômes que Albertini décrit (*q*) n'ont rien de particulier.

Dramerbroek (*r*) assure qu'il n'a point remarqué de palpitation dans un Anglois dont le péricarde contenoit deux livres d'eau.

Charles Lepoix (*s*) donne pour signe de l'Hydropisie du péricarde, la petitesse du pouls, la fièvre lente, les palpitations avec un sentiment de suffocation du cœur dans un liquide, (*cum sensu cordis suffocationis in multo humido*) & la difficulté de respirer qui augmente au moindre mouvement. Le même Auteur rapporte

(*p*) Obs. Anat.
(*q*) Coram Acad. Bonon, volum. 1, pag. 386.
(*r*) Anat. lib. 2, cap. 5.
(*s*) De morb. à serof. colluv. p. 170 & 171, obs. 51.

à ce sujet, qu'il fit l'ouverture du cadavre du nommé Jacques Loret dans le péricarde duquel il avoit trouvé plusieurs livres d'eau.

A tous ces symptômes, M. de Senac (*t*) en a joint un qui paroît être le plus fréquent. On sent, dit cet Auteur, dans le tems de la palpitation, un mouvement ondulatoire entre la troisième, quatrième & cinquième côte. Ne seroit-ce pas ce que Galien auroit voulu exprimer, lorsqu'il dit que le cœur paroît se mouvoir dans un liquide, (*cum in humore cor ipsum moveatur* (*u*).

On trouve dans le sepulchretum de Bonet, & dans les actes de l'Académie des curieux de la nature (*x*) des observations qui confirment la remarque de Galien & de M. de Senac.

Malgré tous ces faits, on voit combien il est difficile de reconnoître l'Hydropisie du péricarde. La plus grande partie des symptômes rapportés plus haut, sont communs à d'autres maladies; & ceux qui paroissent caractériser plus

(*t*) Trait. de la struct. du cœur, liv. 4, chap. 2.
(*u*) De loc. affect.
(*x*) Tom. 1, obs. 170.

particuliérement celle que nous traitons ne sont point constans.

L'Hydropisie du péricarde est la plus fâcheuse de toutes celles de la Poitrine : les remèdes internes n'y font rien, du moins nous n'avons jusqu'à présent aucune observation qui en constate la guérison.

On a bien senti que la ponction au péricarde, étoit le seul moyen curatif : mais peu de Chirurgiens ont eu le courage de la tenter. Quelqu'effrayante que soit cette opération, elle n'est cependant pas à rejetter.

Nous avons quelques observations d'ouvertures faites au péricarde, sans que les malades en soient morts. On en trouve dans le Commerce littéraire de Nuremberg (*y*).

Galien en rapporte une : (*z*) le malade étoit jeune, il fut très-bien guéri.

Harvey nous en a conservé une autre. C'étoit un jeune seigneur, qui après une chute, eut un dépôt près du sternum : la plaie resta fistuleuse, le cœur resta à découvert ; Harvey le toucha & il en

(y) Ann. 1734, hebd. 35, sect. 4.

(z) Administrat. Anat. lib. 7, cap. 13, Chater, tom. 4, pag. 161.

voyoit distinctement tous les battemens. Ce jeune Seigneur vécut très-long-tems malgré cela : on faisoit tous les jours dans la plaie une injection pour enlever la matiere purulente, on la recouvroit ensuite avec une lame d'argent.

Boïle parle d'un Officier qui eut le péricarde percé d'un coup d'épée. La plaie resta fistuleuse ; cet Officier vécut très-long-tems, & parvint aux premiers grades militaires.

Les deux premières observations que nous avons rapportées, se trouvent consignées & très-bien détaillées dans le quatrième volume des Mémoires de l'Académie de Chirurgie. Au reste, l'Auteur n'en fait usage que pour prouver qu'on peut faire le trepan au sternum, & enlever, sans danger, une partie de cet os, quand la nécessité le demande.

Après ces faits, pourquoi ne tenterions-nous pas l'ouverture du Péricarde, lorsque nous aurons des signes assurés de l'existence de son hydropisie ? n'a-t'on pas autrefois regardé comme mortelles, deux opérations que (*a*) nous pratiquons aujourd'hui avec succès ?

(*a*) L'Opération Césarienne & la Taille.

DE

DE L'ŒDÉME DU POUMON.

LES Auteurs en général ont confondu l'œdème du poumon avec l'hydropisie de poitrine ; ou, pour mieux dire, ils ont négligé de reconnoître les signes distinctifs de ces deux maladies. Peut-être ont-ils cru que l'Art n'ayant point encore de caractère univoque de l'hydropisie de poitrine, c'étoit peine perdue d'en chercher pour celle du poumon qui est bien moins connue. Une telle réponse ne les excuse point à nos yeux : ils doivent savoir que la Médecine est la fille du tems, & que les observations ont seules le pouvoir d'étendre son domaine.

Albertini (*b*) & Barrere (*c*) ont très-bien parlé de l'œdème du poumon. C'est après eux, que nous allons le décrire. Il s'annonce, comme l'hydropisie de poitrine, par l'enflure des extremités, tant supérieures, qu'inférieures, & par

(*b*) Institut. Bonon. tom. I.
(*c*) Observ. Anat.

la difficulté de respirer. Mais ce qui le distingue de celle-ci : c'est que dans le commencement, & tandis que les pieds sont à peine œdématiés, la difficulté de respirer est plus grande.

Ce fait s'explique facilement. On conçoit sans peine que l'eau étant epanchée dans la poitrine, ne peut gêner la respiration, que lorsqu'elle y est en assez grande quantité ; au lieu qu'il en faut très-peu pour produire le même effet, lorsqu'elle est épanchée dans le poumon.

Dans l'hydropisie de poitrine, les malades se couchent, du moins dans le premier tems, du côté de l'épanchement. Ce léger avantage leur est refusé dans l'œdème du poumon. Ils sont obligés de se mettre sur leur séant, afin de pouvoir dormir (*d*). Ici, on n'entend jamais la fluctuation des liquides qui, selon quelques Auteurs, se fait appercevoir dans celle-là.

L'empâtement de la peau qui recouvre la cavité affectée, & qui a été regardée par quelques Auteurs, comme

(*d*) Mém. Acad. des Scienc. an. 1732.

le ſigne pathognomonique de l'épanchement (*e*), ne ſe rencontre jamais dans l'hydropiſie du poumon.

Si les reveils ſoudains qu'éprouvent ordinairement les hydropiques de poitrine, annonçoient invariablement cette maladie, comme l'avoit cru mal-à-propos, Charles Lepoix (*f*), on auroit là un nouveau moyen de diſtinguer cette hydropiſie de celle que nous traitons: ce ſymptôme n'accompagne point l'œdème du poumon. Les Auteurs n'en font aucune mention; & il n'en eſt pas parlé dans l'obſervation intéreſſante que Mr. Malvet nous a laiſſée touchant l'œdème du poumon (*g*).

Simſon ſoupçonnoit que l'hydropiſie du poumon exiſtoit, d'après l'enflure du viſage & des malléoles; mais ſurtout, lorſqu'avec ces ſignes, le pouls ſe trouvoit petit & déprimé, au point qu'on pouvoit à peine le ſentir (*h*).

A tous les ſignes déja tracés, nous en joindrons un autre indiqué par Jean-

(*e*) River. Opera.
(*f*) De morb. à ſeroſâ colluv.
(*g*) Acad. des Scienc. ann. 1732.
(*h*) Eſſais & Obſ. de Méd. d'Edeimbourg, tom. 6.

Maurice Hofman (*i*). Cet Auteur dit que les malades se plaignent alors d'un sentiment de pésanteur, qui se prolonge depuis le côté jusqu'au bas de la poitrine, postérieurement, en passant par le milieu du thorax.

On pourroit établir deux espèces d'œdème du poumon. Celui dans lequel toute la surface extrême de ce viscère est bouffie uniformément, & qu'on peut comparer à *l'anasarque*; & celui où le liquide est renfermé dans des cavités particulières, qu'on appelle *hydatides*. Hippocrate a connu cette dernière espèce (*k*). Ce n'est pas qu'il l'eût trouvée sur des cadavres humains, puisqu'il n'en avoit point disséqué; mais l'ayant apperçue fréquemment sur divers animaux, il avoit conclu, par une analogie judicieuse, que les hommes y devoient être plus sujets encore que les animaux, puisque leur manière de vivre, est plus irrégulière. Au reste, c'est là tout ce qu'Hippocrate dit de cette maladie: il ne parle ni du diagnostic, ni de la méthode curative.

(*i*) Act. nat. cur tom. 1, obs. 213.
(*k*) De intern. affect. cap. 24.

Rien n'eſt plus ordinaire que de trouver des hydatides dans les poumons des animaux, ſur-tout des Bœufs & du Cochon (*l*). On en a auſſi trouvé quelquefois dans celui des Moutons & des Brebis. Mais il eſt plus commun d'en rencontrer ſur le poumon des Cochons. Il ſemble que ces animaux y ſoient plus ſujets que les autres ; quelle en eſt la cauſe? nous l'ignorons abſolument. Ces hydatides deviennent quelquefois fort groſſes. Morgagni en a vu ſur un Cochon, une qui contenoit pluſieurs onces de liquide (*m*). Ceci infirme bien, pour le dire en paſſant, le ſentiment de ceux qui placent le ſiège des hydatides, dans les vaiſſeaux lymphatiques (*n*). En effet, il n'eſt guères poſſible de ſe perſuader que des vaiſſeaux auſſi délicats puiſſent ſouffrir une telle diſtenſion, ſans ſe crever.

L'œdème du poumon eſt ſouvent compliqué avec l'hydropiſie de poitrine. Il y a même bien des Auteurs qui penſent

---

(*l*) Sepulchret. Bonet. lib. 2, ſect. 1.
(*m*) Loc. cit. epiſtol. 26, art. 33.
(*n*) Nukius. Adenograph. Cur. Morand. Acad. des Scienc. ann. 1725.

que celle-ci ne vien que de la rupture des hydatides (o). Ctte opinion ne sauroit se soutenir. Il y a tant des causes qui peuvent déterminer l'hydropisie de poitrine, qu'il y aurit de la folie à prétendre que les hydaides l'ont toujours précédée.

Quelquefois l'hydopisie du poumon est accompagnée d vessies venteuses. Barrère en a obseré plusieurs (p), une entr'autres de l grosseur d'un œuf de poule. Ruisch (q) a trouvé un groupe de vésicules pleins d'air, dans les poumons de trois persones différentes qui avoient été, pendat leur vie, sujettes à l'asthme. D'où il onclut que les hydatides sont une des causes de l'asthme, plus fréquente qu'o ne le croit communément.

Cette co-existenc de vessies venteuses & aqueuses n'es pas rare dans les Chevaux. Elle leur onne, ce qu'on appelle *la pousse*.

On avoit conjecturé que ces vessies venteuses avoient leur siège dans l'extrê-

---

(o) Hild. Fabric. cent. 1, obs. 43.
(p) Observ. Anat.
(q) Obs. Anat.

nité des tuyaux bronchiques, dilatés outre mésure; mais l'expérience a fait voir qu'on s'est trompé, & que ces vésicules n'avoient aucune communication avec la trachée-artère. Reste à savoir, comment elles se forment. Est-ce un air en masse que le torrent de la circulation apporte au poumon; ou bien, est-ce un air fixe d'abord, développé ensuite, & rendu élastique par une putréfaction naissante? Ce méchanisme est couvert d'un voile que toutes nos recherches n'ont pu percer jusqu'à présent.

Les causes de l'hydropisie du poumon ne lui sont pas particulières. Elle reconnoît toutes celles qui peuvent la former dans les autres cavités. On doit seulement admettre ici, comme ailleurs, une idiosincrasie du poumon, spécifique & naturelle, quoiqu'inconnue, qui fait que la matière morbifique se porte plutôt sur cet organe, que sur tout autre également propre à la recevoir.

Nous avons dit, en parlant de la Pleurésie, que le danger d'une maladie quelconque étoit proportionné à la gravité des symptômes, & à l'importance de la partie affectée. L'œdème du poumon est le seul peut-être qui déroge au principe général. Ici, quoique la difficulté de respirer soit plus considérable que dans l'hydropisie de poitrine, le prognostic néanmoins doit être plus favorable, & il y a plus d'espoir de guérison. Albertini (*r*) a observé ce fait. Il a vu plusieurs personnes qui, étant tombées dans des bouffissures générales, avec une difficulté de respirer très-pressante, avoient été pourtant guéries dans peu de jours, & à l'aide d'un petit nombre de remèdes. Ceux que cet Auteur conseille, sont les légers hydragogues, les diurétiques doux, les toniques. Les sudorifiques peuvent être employés, mais seulement lorsque la transpiration supprimée est la cause du mal, ou qu'il dépend de la rentrée de quelqu'humeur qui se portoit auparavant à la peau. Albertini s'est servi avec succès, d'une décoction de vipère, dans un œdème du poumon qui étoit la suite de la répercussion de plusieurs dartres.

Nous avons été témoins, il n'y a pas long-tems, d'un fait qui a beaucoup de ressemblance avec ceux d'Albertini. On

(*r*) Loc. supr. cit.

reçut à l'Hôpital de la Charité de Paris, un Postillon, qui, après une course forcée, étoit tombé dans une difficulté de-respirer qui alloit jusqu'à la suffocation. Il étoit obligé de se tenir assis, & avoit les deux signes observés par Simson; le visage un peu enflé, ainsi que les extrémités inférieures; le pouls à peine sensible; on eût dit qu'il alloit expirer. Le Médecin éclairé qui est chargé du soin des malades de cet Hôpital, ne désespéra pas de ce Postillon. Il ordonna une potion cordiale diurétique faite avec de l'oximel scillitique, la gomme ammoniac & l'esprit volatil aromatique huileux. Cette potion soulagea singuliérement le malade, dans les premieres vingt-quatre heures, en lui faisant rendre une grande quantité d'urine. Elle fut continuée pendant quatre jours avec un succès complet; & le Postillon sortit bien guéri au bout d'une semaine.

On a proposé, dans la maladie dont nous parlons, les émétiques & les pectoraux, afin que dans les succussions que le poumon éprouve alors, les différens kistes dans lesquels l'eau est soutenue, pussent s'ouvrir dans la trachée-artère, & sortir par la voie des crachats. On ne ſauroit diſſimuler qu'il n'y ait un peu de témérité dans cette conduite : 1°. Parce que les kiſtes peuvent crever en dehors, auſſi bien qu'en dedans, & alors tout l'effet des remèdes propoſés ſeroit de faire changer l'œdème du poumon en hydropiſie de poitrine. 2°. Parce que ſi l'ouverture eſt trop grande, & qu'elle verſe dans les bronches une quantité trop conſidérable de liquide, les malades courent riſque d'être ſuffoqués.

Malgré ces inconvéniens, nous ne croyons pas qu'il faille tout-à-fait proſcrire ces remèdes ; donnés avec précaution, ils peuvent être utiles ; & l'art ne manque pas d'obſervations qui prouvent qu'ils ont réuſſi dans un cas ſemblable à celui-ci, je veux dire dans la vomique.

Le kermès minéral eſt excellent ; ſon action, ſans être tumultueuſe, eſt aſſez forte pour opérer l'effet qu'on ſe propoſe ; c'eſt-à-dire, d'atténuer les humeurs, & de les rendre propres à être repompées par les pores abſorbans, ou à ſortir par l'expectoration : il faut le donner à la doſe d'un grain de quatre en quatre heures ; c'eſt la meilleure façon dans le cas préſent.

On a beaucoup recommandé les véficatoires aux jambes. Il ne faut pas craindre qu'ils y attirent la gangrène ; quand on les applique à bonne heure, les parties conservent encore toute leur action tonique.

Le mercure doux a très-bien réussi entre les mains du docteur Simson. C'est avec ce remède, qu'il a guéri une femme dont la respiration étoit si embarassée, qu'on eût dit qu'elle alloit expirer à chaque instant (*s*).

On sent bien que ce n'est pas ici le cas de la paracenthèse. Cette opération ne pourroit devenir avantageuse, qu'autant qu'on feroit à la membrane externe du poumon une incision, par le moyen de laquelle le liquide pût se verser dans la cavité de la poitrine : encore même ne feroit-on guères avancé si l'œdème du poumon étoit hydatideux ; car on sait que ces hydatides n'ont aucune communication entr'elles.

(*s*) Essais de Méd. d'Edimb. tom. 6.

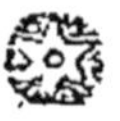

DE LA VOMIQUE DU POUMON.

ON entend par *vomique*, un amas de pus qui se fait dans le poumon. On pourroit en établir de deux sortes. L'une enkistée, & l'autre qui ne l'est pas : la premiere se forme sans cause manifeste, & le plus souvent, sans que la santé du sujet en soit altérée. (*a*) Le pus étant contenu dans un kiste, il ne peut s'en faire aucune résorption : voilà pourquoi cette vomique est sans fièvre.

Il y a cependant des vomiques vraies qui sont accompagnées de quelques symptômes, comme la toux, une légere difficulté de respirer, l'haleine puante, le crachement de sang, quelquefois même il y a fièvre. Fernel (*b*) a observé plusieurs fois ces symptômes. Nous y joindrons les

(*a*) Nous en rapporterons un exemple assez singulier. Le fait s'est passé il y a quelques années, dans un des principaux Hôpitaux du Royaume. Le Médecin avoit prescrit un émétique à un soldat : la Religieuse qui avoit été chargée du soin de le lui faire prendre, se trompa & le donna à son voisin. Le remède faisoit déja son effet, lorsque celui ci rendit une très grande quantité de pus dont il faillit à être suffoqué. Cet homme ne s'étoit jamais plaint de la poitrine : il guérit parfaitement.

(*b*) Patholog.

ſignes que Baglivi (*c*) nous donne de cette maladie : il les a tirés de Foreſtus. *Si quis tuſſiendo, alba quædam veluti granula excreaverit, & grana illa compreſſa digitis ſommoperè fœteant, vomicam pectoris latentem certò denunciant, præſertim ſi alia quæque aderint ſigna. Hi ruptâ vomicâ ut plurimùm de repentè moriuntur.* Tulpius (*d*) dit que les Hollandois ſont aſſez ſujets à la vomique ; il attribue cela à leur façon de vivre & à l'air épais qu'ils reſpirent. Le plus ſouvent, ajoute cet auteur, il n'y a aucun ſigne ; quelquefois les malades ont une toux d'abord sèche, enſuite humide, accompagnée de difficulté de reſpirer & d'amaigriſſement, juſqu'à ce que la vomique venant à crever, la plûpart ſont ſuffoqués. Il rapporte à ce ſujet l'hiſtoire d'un Sénateur qui avoit depuis quelques jours une fièvre continue : il rendit inopinément une grande quantité de pus, & mourut deux jours après.

Nous joindrons ici une obſervation qui confirme aſſez bien celles de Fernel : elle nous a été communiquée par M. Chevillon qui a déja été cité.

(*c*) Bagliv. opera.
(*d*) Tulp. lib. II, cap. 10 pag. 114.

M. De... avoit une ozène qui le rendoit insupportable à lui-même, & à tous ceux qui l'approchoient. Il voulut, à quelque prix que ce fût, qu'on le débarassât de cette *vilaine* maladie. Vainement lui représenta-t-on le danger qu'il y avoit de faire disparoître ces sortes d'ulceres, toutes les représentations furent inutiles. On se rendit enfin à ses instances. Les remèdes internes furent d'abord employés ; on passa ensuite aux topiques. (*e*) On parvint après bien du tems à le guérir. Je ne sai, ajoute M. Chevillon, par quelle raison on négligea les cautères, pour suppléer, en quelque sorte à l'évacuation que l'ulcère procuroit. Le malade, [c'est toujours M. Chevillon qui parle] parut jouir assez long-tems de la meilleure santé ; mais ce calme n'eut que peu de durée. Il commença à cracher un peu de sang fleuri, & à avoir une petite toux, avec une légere pésanteur sur la poitrine. Les Médecins furent appellés de nouveau ; ils soupçonnerent que c'étoit une suite de l'ozéne : on eut recours successivement

(*e*) Nous entendons par topiques, les injections, les lotions, les fumigations, &c.

aux ſaignées, aux cautères, aux fondans, & à beaucoup d'autres remèdes qu'il eſt inutile de rapporter, & qui tous furent ſans effet, du moins bien marqué : les crachats étoient toujours teints de ſang.

Au reſte, à ces accidens près, le malade jouiſſoit d'une aſſez bonne ſanté, lorſque ſon état l'obligea à faire une route de cent lieuès qui n'apporta aucun changement à ſa maladie. Deux mois après, il fut attaqué d'une péripneumonie plus fauſſe que vraie; le crachement de ſang augmenta un peu. Malgré cela, on oſa tenter l'émétique qui réuſſit à ſouhait. On fit pluſieurs ſaignées auparavant, la maladie fut très-bien jugée, & le malade revint en l'état où il étoit avant qu'il ſe mît en route.

Cependant la quantité de remèdes qu'il avoit pris l'avoit dégoûté : & comme ſon Médecin n'en étoit guères partiſan, il ſe contenta de lui ordonner un régime léger, peu nourriſſant, l'exercice du cheval ; il fit entretenir le cautère, & recommanda d'appliquer des ſangſues à l'anus de tems en tems, parce qu'il étoit aſſez ſanguin.

Un jour que le malade rentroit chez lui, il rendit bruſquement une très-grande quantité de matière grisâtre & fœtide. Son Médecin ayant été mandé sur le champ reconnut que c'étoit une vomique. Il excita des vomissemens, par le moyen de l'eau chaude & d'une plume que le malade s'introduisoit dans le pharinx, dans les vues de favoriser la sortie du kiste & du pus qui pouvoit être resté dans les bronches: malgré ces secours, il ne parut aucune portion du sac; le malade cracha assez abondamment pendant huit jours, & recouvra la santé dont il jouissoit, lors de la rupture de la vomique.

Il fallut de nouveau se mettre en route. Notre malade voyageoit à cheval, il étoit accompagné de son Médecin: à peine eut-il fait cinquante à soixante lieues, qu'il rendit une seconde vomique plus considérable que la première, avec beaucoup de membranes d'un tissu assez serré. Il continua sa route, sans accident & ne prit pas même de repos: il cracha plusieurs portions du kiste quelques jours après.

Le Médecin lui ordonna alors un hydromel vulnéraire dont il fit usage. Ce Monsieur jouit depuis deux ans d'une santé parfaite, quoiqu'il n'ait pas voulu porter plus long-tems ſon cautère, & qu'il ſe livre ſouvent à tous les excès ſi communs dans ſon état.

La ſeconde eſpece de vomique qu'on pourroit encore appeller vomique fauſſe ; n'eſt autre choſe que l'abſcès du poumon, à la ſuite des inflammations violentes de ce viſcère, des coups d'épée, des chûtes, &c.

Elle ſe manifeſte par la fièvre lente avec des friſſons, des redoublemens, la toux, la difficulté de reſpirer, les crachats le plus ſouvent purulens, les ſueurs nocturnes, la rougeur des joues, la ſéchereſſe de la peau, la ſoif, enfin par tous les ſignes de la ſuppuration.

Les friſſons & la fièvre ſont occaſionnés par le pus qui paſſe dans le ſang, parce qu'il n'eſt point renfermé dans un kiſte.

Les progrès de la *vraie* vomique ſont lents ; ceux de la fauſſe au contraire ſont très-rapides. L'une & l'autre peuvent ſuffoquer le malade en s'ouvrant dans le poumon, ou le conduit à la phtiſie. Elles peuvent auſſi donner lieu à l'empyème, en ſe faiſant une iſſue dans la poitrine ; on en a vu cauſer l'hémophtiſie.

Lorſque dans la *vraie* vomique, le

malade rend le ſac qui contenoit la matière, on doit eſpérer la guériſon; on en a même vû guérir ſans que cela eût lieu.

Si le pus eſt de bonne qualité, qu'il n'y ait pas beaucoup de fièvre, que le malade ne ſoit pas encore épuiſé, & qu'il ait de l'appétit, on peut ſe promettre un heureux ſuccès.

Hyppocrate (ƒ) a remarqué que les abſcès derriere les oreilles étoient d'un préſage favorable dans la vomique: il a ſans doute voulu parler de la fauſſe.

La vomique *vraie* ne donnant des ſignes certains de ſon exiſtence, que lorſqu'elle ſe creve, ce n'eſt que depuis cette époque qu'on peut travailler à ſa guériſon. On doit favoriſer la ſortie du kiſte & du pus, par les moyens connus; les vomiſſemens légers, les béchiques, les boiſſons vulnéraires, l'hydromel, les eaux minérales, les balſamiques, les pillules de Morton, les fondans, les inciſifs, l'exercice, la pureté de l'air, & un régime peu nourriſſant doivent de toute néceſſité entrer dans le plan du traitement. Voilà ce qui regarde le Médecin:

(ƒ) prænot. coac.

la nature ſoulagée par ces ſecours acheve ordinairement la cure.

Mais ſi quelque tems après la rupture de la vomique, il ſe manifeſte quelques ſymptômes qui annoncent une nouvelle collection de pus, ne pourroit-on pas tenter les émétiques, avant que la matiere ſoit en aſſez grande quantité pour ſuffoquer le malade, ou cauſer d'autres accidens graves? nous ne propoſons ceci que comme des vues que nous ſoumettons au jugement des Praticiens: l'obſervation ſuivante paroît cependant les autoriſer.

M. de Ste M... fut attaqué l'année dernière d'une péripneumonie bien décidée. Son Médecin, après avoir ordonné ſucceſſivement trois ſaignées qui ne produiſirent aucun effet, eut recours aux émétiques, aux bains, aux vapeurs de l'eau chaude: la maladie paroiſſoit indomptable.

On en vint à émétiſer toutes les potions; le malade prenoit juſqu'à neuf grains par jour d'émétique, & les ſymptômes ne faiſoient qu'aller en augmentant; le ventre devint pareſſeux, & les urines ne couloient qu'en petite quantité. Il n'alloit à la ſelle que par le moyen des lavemens, tant la conſtipation étoit grande.

M. De... fut bientôt dans l'état le plus triste, & il sembloit toucher à son dernier instant, lorsqu'une heureuse témérité lui sauva la vie.

Un jour que le Médecin devoit s'absenter de Paris, il vint voir son malade plus matin qu'à l'ordinaire. Il le trouva haletant auprès de son feu, & dans une oppression qui annonçoit une fin prochaine. Ce fut alors que désespérant tout-à-fait, il dit à M. De .... qu'il ne feroit point mal de mettre ordre à ses affaires, & ordonna encore quatre grains d'émétique.

A peine fut-il parti que le malade envoya chercher neuf grains au lieu de quatre; & après avoir prévu ce dont il auroit besoin pendant l'effet du remède, & l'avoir fait mettre à sa portée, il avala dans un seul verre d'eau tiède ces neuf grains, résolu de mourir, ou de débarasser sa poitrine du fardeau qui l'accabloit.

L'espérance de M. De... ne fut point vaine. Le remède produisit un effet terrible : & les efforts redoublés firent sortir une vomique grosse comme les deux poings, divisée en deux poches qui se communiquoient par une espèce de trompe. Un Médecin du Roi qui devoit voir le malade en l'absence du Médecin ordinaire, arriva assez à tems pour en être témoin & calmer l'effet tumultueux de l'émétique, avec le lait, &c. Le malade vomit beaucoup de sang dans la journée, mais le danger de suffocation ayant disparu avec la vomique, on n'eut plus à craindre que de la foiblesse.

Le Médecin arriva le soir même. Il vint chez le malade, & apprit l'événement avec la plus grande surprise. On l'avoit attendu pour ouvrir la vomique; il en sortit un pus si fétide que M. de S... m'a assuré avoir prodigieusement souffert de cette odeur. Comme on ne pesa pas la poche, M. de S... n'a pu me déterminer son poids & son volume que par des à-peu près: sa figure, m'a-t-il dit, ressembloit à deux vessies de carpe adossées.

Un régime bien ordonné remit insensiblement M De... mais sa convalescence fut longue.

Nous conseillons aux malades qui ont eu des vomiques, & qui en craignent la récidive, de ne dormir que la tête fort élevée, pour prévenir la suffocation, en cas que l'abscès vint à s'ouvrir.

Le traitement de le fausse-vomique

differe un peu du précédent : la violence de la fièvre oblige de s'en tenir aux béchiques dans les premiers tems, aux expectorans; on doit faire usage de l'oximel scillitique, du sirop de quinquina, de l'hydromel vulnéraire très-léger.

On doit bien se donner de garde d'employer les purgatifs, ils suppriment les crachats & donnent des diarrhées mortelles.

On se trouvera mieux de prescrire les diurétiques. On a plusieurs exemples de dépôts au poumons guéris par les urines. Par quelle voie, & par quel méchanisme cela se fait-il ? c'est ce qu'on ne sait pas. Quelques Physiologistes prétendent que c'est par la voie de la circulation ; d'autres disent que le tissu cellulaire est l'organe le plus propre à ces métastases. De quelque façon que cela s'opere, peu importe : le fait est certain.

Lorsque la violence de la fièvre commence à diminuer, on joint les balsamiques aux béchiques, tels que les pillules de Morton, &c. mais on ne doit pas trop se presser : il faut donner ces remèdes à petite dose, parce qu'ils sont incendiaires, entretiennent la fièvre & augmentent la violence des accidens.

Le régime doit être assez strict; il faut cependant entretenir les forces du malade par des analeptiques; sans quoi la suppuration trop abondante le conduiroit au tombeau.

Les Médecins ne se sont point encore attachés à tirer parti des différens corps qui émanent des plantes; nous pensons qu'on pourroit avec succès en charger l'air que les malades respirent.

DE L'EMPYÈME.

LEs Anciens comprenoient sous ce nom tout amas de pus dans une cavité quelconque: les Modernes l'ont restraint à celui qui se fait dans la poitrine.

Cette maladie a des symptômes généraux: elle en a qui lui sont particuliers. Les symptômes généraux sont ceux de la fausse vomique: les symptômes particuliers sont, la difficulté de se coucher également sur les deux côtés, un sentiment de pesanteur sur le diaphragme, la nécessité d'être toujours sur son séant, surtout si le pus est épanché des deux côtés, la bouffissure & la chaleur de tout le côté où s'est faite l'effusion. Quelques

Praticiens ont eu assez de délicatesse dans le tact pour sentir la fluctuation.

Les causes de l'empyème servent beaucoup à le faire distinguer des maladies qui par la ressemblance de quelques symptômes, pourroient faire prendre le change à son sujet.

On sait qu'il est la suite des inflammations du poumon, de la pleurésie, de la paraphrénésie, de la vomique, des plaies, &c. Fridéric Hofman (a) dit qu'il peut venir par des saignées trop ménagées, ou trop souvent répétées. On sent en effet que lorsque l'inflammation est violente, la saignée est le meilleur moyen pour retarder & diminuer la formation du pus & prévenir l'engorgement; mais on sait aussi que les saignées trop fortes ou trop souvent répétées affoiblissant l'action organique des vaisseaux, les met hors d'état de se débarrasser de la matière purulente que produit l'inflammation. *Idem tamen evenit*, dit Hofman, *& empyema gignitur, quando vicissim nimium sanguinis per iteratas sectiones evocatur, eo quod his repetitis puris rejectus supprimitur.*

(a) Hofman cap. de generat. morb. ex morb. §. XV.

Lorsque

Lorſque le pus eſt formé, qu'il s'eſt épanché dans la poitrine; les accidens paroiſſent diminuer, le malade ſe trouve mieux; mais ce calme eſt trompeur, & ne dure pas long-tems, Hypocrate nous en avertit. (*b*)

Auſſitôt que l'on aura des ſignes aſſez certains de l'exiſtence de l'empyème, il faut, ſans perdre de tems employer les moyens curatifs.

Si les accidens ne ſont pas bien preſſans, on peut tenter les remèdes internes, les vulnéraires, les légers diaphorétiques, les diurétiques ſurtout. Nous avons dit, en traitant de la vomique, que l'on voyoit quelquefois les dépôts de la poitrine ſe diſſiper & paſſer par les voies urinaires. C'eſt donc ſur ces derniers qu'on doit le plus inſiſter. Si le pouls (*c*) indique que la nature ſe décide à faire une criſe par les ſelles, on doit la favoriſer. Hors ce cas, il eſt dangereux d'employer les purgatifs : nous en avons déja dit la raiſon à l'article de la vomique.

Les remèdes externes ſont les plus sûrs : & parmi ceux ci, l'opération de l'em-

---

(*b*) De morb. lib. III. cap. XV. Charter. tom. VI. pag. 592.

(*c*) Les Recherches ſur le pouls par M. Bordeu.

pyème doit être préférée : nous ne nous arrêterons pas aux autres, & nous recommanderons seulement de ne point attendre trop long-tems pour opérer.

Quelques praticiens conseillent de ne point tirer tout le pus dans une seule fois. C'étoit la méthode d'Hyppocrate : nous pensons qu'il y a des cas où il seroit très-dangereux de la suivre ; par exemple, lorsque le pus est de mauvaise qualité, son séjour entretiendroit la fièvre, la chaleur, & corroderoit les parties environnantes. On sent bien qu'il est nécessaire alors d'en tirer le plus que l'on peut, & de faire des injections pour le delayer & émousser son action. Hyppocrate se servoit dans ces circonstances d'un mélange de vin & d'huile, appellé *Baume Samaritain.* On peut aussi faire des injections avec les décoctions adoucissantes, auxquelles on ajoute un peu de miel.

Mais si le pus étoit de bonne qualité, les injections ne sont point aussi nécessaires ; on ne doit alors travailler, qu'à entretenir une ouverture assez grande pour que le fluide puisse avoir une libre issue, & l'on aura une attention scrupuleuse à n'en point interrompre le cours par des tentes, des bourdonnets, & des autres pièces d'appareil qu'il n'eſt que trop ordinaire de voir employer. Les ſoins que nous venons de preſcrire ſeront ſecondés par la bonne ſituation du malade, auquel on ordonnera de faire ſouvent de fortes inſpirations. C'eſt au Chirurgien verſé dans ſon art, à mettre en uſage tous les autres moyens qu'il lui fournira dans ces circonſtances.

La qualité du pus décide encore de la fréquence des panſemens : s'il eſt doux & bien conditionné, on ne doit panſer que toutes les vingt-quatre heures ; l'intervalle ſera moindre dans le cas contraire.

On ne preſſera point de cicatriſer la plaie ; mais on entretiendra la ſuppuration auſſi long-tems que la nature paroîtra l'exiger.

Les remèdes internes dont nous avons parlé ci-deſſus, doivent être continués : l'hydromel vulnéraire eſt la boiſſon la meilleure que l'on puiſſe donner : on ne donnera les balſamiques, que lorſque le malade n'aura que peu ou point du tout de fièvre ; ils ſeroient nuiſibles dans tout autre tems.

Le pus peut auſſi s'amaſſer entre la plèvre & les muſcles, dans le médiaſtin, ou dans le péricarde.

Les symptômes sont les mêmes que dans les Hydropisies de ces parties joints à ceux de la suppuration : le traitement est le même que celui de l'hydropisie enkistée. Voyez ces articles séparément.

DE L'HÉMOPTHISIE.

C'EST ici un des cas où l'art offre bien peu de ressources, pour peu que la maladie ait d'intensité. Ceux qui en sont une fois attaqués, en périssent presque toujours, soit par les rechûtes fort communes dans ce cas; soit par la phtisie à laquelle l'hémophtisie conduit le plus souvent.

Elle se manifeste par un crachement de sang plus ou moins considérable, une petite toux fréquente & vive : le sang est vermeil, écumeux, quelques fois noir ou caillé, (*a*) lorsqu'il a séjourné dans le poumon.

(*a*) Stalh l'a vu de cette couleur : d'après cela qu'on juge du peu de foi que méritent les Leçons des Ecoles, où l'on débite gravement que le sang qui vient du poumon est toujours écumeux & vermeil, & que c'est à ce caractère qu'on le distingue de celui qui vient de l'estomac, lequel paroît sous la forme de grumeaux noirâtres.

Les accidens qui précédent les crachemens de ſang, ſont les friſſons aux pieds, qui gagnent inſenſiblement tout le corps; ce qui vient ſans doute du ralentiſſement de la circulation : le malade eſt tourmenté d'anxiétés, de douleurs dans le dos, parce que le poumon eſt ſurchargé de ſang: le mal-être ſe communique à la région épigaſtrique, au diaphragme qui entre en contraction. C'eſt un accident familier aux hémoptriques: ils l'expriment bien en diſant, qu'ils ſentent une tenſion, une eſpece de barre qui les empêche de reſpirer.

Le viſage eſt rouge, le pouls petit, concentré, fréquent; le malade ſe plaint de chaleur & de démangeaiſon au fond de la gorge; cette chaleur ſe communique à la poitrine, la toux qui paroît, provoque un crachement de ſang plus ou moins abondant, ſelon qu'elle eſt plus fréquente, plus vive, & que les vaiſſeaux rompus ſont plus ou moins conſidérables. On voit des malades rendre des pleines jattes de ſang: la reſpiration eſt très-gênée, le malade étouffe, s'il n'eſt ſur ſon ſéant; la fièvre s'allume, les urines coulent peu; quelques fois l'abondance du ſang qu'il rend eſt telle qu'elle l'étouffe tout-à coup.

Quand le crachement de ſang a été abondant, le malade eſt épuiſé & abbatu : la terreur s'empare de lui ; il eſt pâle & décoloré, ſes yeux ſe cavent, ſon pouls eſt miſérable ; les extrémités s'œdématient, quelquefois l'enflure gagne tout le corps, & le malade périt quelque tems après, ayant la poitrine & l'abdomen pleins d'eau.

Si la fièvre lente s'empare du malade, s'il a une petite toux, des friſſons & des redoublemens vers le ſoir, une légere oppreſſion, des ſueurs nocturnes, une douleur ſourde, fixe, la voix rauque, point d'appétit, les joues rouges, la peau sèche ; on peut s'aſſurer qu'il périra empiique.

Les jeunes gens ſont plus expoſés à l'hémophtiſie, que les adultes : & ceux-ci, plus que les viellards. Les premiers, par les violens exercices auxquels ils ſe livrent ; par la délicateſſe de leurs fibres, ils ſont auſſi plus ſujets aux hémorragies par le nez. La foibleſſe & la délicate texture du poumon, la pléthore, les vices de conformation & le jeu forcé des organes, diſpoſent à l'hémophtiſie. Les chanteurs, les joueurs d'inſtrumens à vent, les orâteurs, les acteurs périſſent ſouvent de cette maladie. Tout le monde connoît la fin tragique de Moliere, qui mourut presque subitement d'un crachement de sang, après s'être surpassé dans le rôle du malade imaginaire.

Antigonus encourageant ses soldats dans un combat, fut pris d'hémophtisie dont il mourut (*b*). Les efforts trop violens, la mauvaise qualité du sang, comme dans le scorbut ; l'intempérance dans le manger & dans le coït, l'abus des liqueurs spiritueuses, la suppression des règles (*c*), des hémorroïdes (*d*), & des saignemens de nez, sont tout autant de causes qui conduisent à l'hémophtisie. Elle peut venir encore par la raréfaction du sang, à laquelle un air trop léger aura donné lieu, comme on l'observe sur les hautes montagnes ; & par la condensation de ce même air. C'est ainsi qu'on l'a vu arriver à l'égard de ceux qui s'étant mis dans la cloche du plongeur, ont eu l'imprudence de descendre trop avant dans la mer.

Une chaleur trop grande, un froid

(*b*) Plutarq. Agis & Cleomenes.
(*c*) Amatus Lusitan. en rapporte un cas. cent. 5. cap. 3.
(*d*) Alberti de hemorroïd. Duhaen. rat. med.

ſubit & cuiſant peuvent auſſi donner lieu à l'hémophtiſie ; la chaleur, en accélérant le mouvement du ſang ; le froid, en condenſant ce liquide, d'où proviennent des obſtuctions, des engorgemens dans les viſcères, &c. Les tumeurs méſentriques, en comprimant l'aorte, déterminent une plus grande quantité de ſang vers le poumon, qui ſe trouve opprimé ſous ce fardeau. Je ne dois pas omettre ici parmi les cauſes d'hémopthiſie les corps à baleine dans leſquels on met à la preſſe la poitrine des jeunes perſonnes : cet abus criant n'eſt pas moins funeſte à la ſociété que ces maladies épidémiques qui ſont à la fois, la terreur du citoyen & l'écueil de la Médecine.

Les maladies inflammatoires du poumon, les obſtructions, la pthiſie ſont quelquefois ſuivies de crachemens de ſang.

On a vu des familles entières périr de cette maladie. M. Coſte a obſervé ce fait (*e*).

Hyppocrate rèconnoît auſſi (*f*) que l'eau

(*e*) Coſte malad du poumon.

(*f*) Aretée eſt d'un ſentiment contraire : on ne r c n-noît point ici ſon exactitude ordinaire. lib. 2. cap. 2. *De ſang, exitu ab ore.*

l'eau froide bue inconsidérément peut être une cause de l'hémoptysie. On lit dans Plutarque (*g*) que Cleomènes après avoir fait des prodiges de valeur dans un combat, se trouva pressé d'une soif si ardente, qu'il but copieusement de l'eau froide d'une source qu'il rencontra : il rendit tout-à-coup une si grande quantité de sang, qu'il en fut étouffé.

Les personnes qui par une précaution souvent mal entendue s'habituent à des saignées, sont sujettes à l'hémoptysie, lorsqu'elles viennent à les supprimer.

Je ne parlerai point de l'hémoptysie qui arrive à la suite des playes pénétrantes de la poitrine : c'est l'objet de la Chirurgie.

Le sang, comme le dit Arétée, est un fluide précieux, qui porte dans toute l'habitude du corps, la nourriture, la chaleur & la vie. C'est lui qui donne le coloris, qui caractérise la santé : on ne le perd pas impunément, aussi ne peut-on guères se flatter de guérir l'hémoptysie, si elle est considérable. C'est une maladie terrible. S'il n'y a pas d'obstructions au poumon, elle y dispose ; s'il reste du

(*g*) Plutarq. eod, loco cit.

ſang dans les bronches, il s'y altère & corrode le poumon par ſon acreté.

Ce n'eſt que lorſque le ſujet eſt fort, jeune, bien conformé, que la ſaiſon eſt tempérée, le crachement peu abondant & le malade ſans fièvre (*h*) qu'on peut eſpérer de le guérir, en lui faiſant obſerver le régime le plus exact.

L'hyver eſt la ſaiſon dans laquelle les crachemens de ſang ſont les plus fréquens.

On diſtingue l'hémoptyſie du vomiſſement de ſang, en ce que celui-ci n'arrive que par la contraction des muſcles du bas ventre; qu'il eſt mêlé d'alimens ou de matières bilieuſes; que le ſiège de la douleur eſt à la région épigaſtrique, & que les ſelles ſont teintes de ſang.

Les hémorragies qui viennent du nez ou des gencives, ſont auſſi faciles à diſcerner de l'hémoptyſie, en ce qu'elles ne ſont accompagnées ni de toux, ni de difficulté de reſpirer.

Il y a deux traitemens dans l'hémo-

(h) Selon ce principe d'Hyppocrates : *quicumque ſanguinem vomunt, ſi contingat id ſine febre, bonum; ſi cum febre, malum*. Aphor. 37, lib, 7.

ptysie : l'un regarde le moment de la crise, l'autre la cure prophilactique.

Dans le premier cas on diminuera la pléthore par des saignées promptes & fréquentes. On réglera la quantité de sang qu'on doit tirer, sur l'âge, la force, & la constitution du malade, sur l'état de la maladie.

Si le crachement de sang vient d'un vice de conformation ; si le sujet est foible, s'il a été épuisé par une maladie ; on ne doit point tant insister sur les saignées : on y suppléera par l'application des sang-sues, ou des ventouses scarifiées sur la poitrine.

Pour borner la raréfaction du sang & en raprocher les molécules, on emploira les nitreux, les acides vegétaux, l'oxicrat, la limonade : les syrops acides de limon, de citron, de groseilles, de berberis & de vinaigre, sont tous également bons ; mais on fait usage avec beaucoup plus de succès des acides minéraux, mêlés à l'eau jusqu'à une agréable acidité. Il est vrai qu'ils excitent la toux ; c'est aussi pour cette raison que plusieurs Praticiens ne les ordonnent jamais ; mais dans les cas urgens où les malades rendent beaucoup de sang, on ne doit point balancer à les prescrire. On les donnera donc à une dose assez forte; l'esprit de souffre, ou ce qui, sans être si cher, revient au même, l'esprit de vitriol, & l'eau de rabel sont ceux auxquels on peut donner la préférence.

On fait aussi usage des adoucissans, des incrassans, & des mucilagineux, tels que les gommes adragant, arabique, la graine de psillium, la grande consoude, &c. mais ces remèdes sont insuffisans sans les acides.

On donne aussi dans des juleps rafraichissans de légers narcotiques, pour calmer un peu la toux; mais leur usage demande beaucoup de circonspection.

Pour diminuer la quantité du sang qui se porte aux poumons, on prescrira les lavemens émolliens, les pédiluves. Les Anciens bannissoient ces derniers de leur pratique, parce que, selon eux, ils raréfioient les humeurs. Cette raison est, comme on le voit, peu solide.

Les astringens ne peuvent trouver leur place que dans les cas extrêmes, où il est permis de dire: *in extremis extrema tentanda*. Le quinquina a eu quelquefois de bons effets: les sucs d'ortie, de plantain d'hypocistis; les teintures de roses de Provins, de balaustes, de myrthe; les balaustes elles-mêmes, le sang-dragon, l'acacia, l'alun sont les astringens usités en pareil cas.

On doit proscrire les cordiaux, & tous les remèdes qui peuvent entretenir l'action des vaisseaux: quoique la petitesse du pouls & la foiblesse du malade semblent en demander l'usage. Ces remèdes feroient reparoître la maladie dans toute son intensité. On a proposé des remèdes externes; les anciens surtout en ont beaucoup vanté l'efficacité: les linges trempés dans l'oxicrat, ou dans le vinaigre seul, appliqués à froid sur la poitrine, peuvent produire de bons effets: on conseille aussi d'en recouvrir les parties génitales; on a également vanté les ligatures aux extrémités.

La diéte doit être austère dans les premiers jours de l'attaque: quelques bouillons très-légers & les boissons suffisent; elles doivent être données froides & en petite quantité: on mettra ensuite le malade aux alimens les moins nourrissans, & de facile digestion.

Il sera assis sur son séant, peu couvert, & exposé à l'air frais; il parlera peu & ne fera de mouvemens que le moins qu'il pourra Ces choses sont très-essentielles : on pourroit même dire, que la nature & le régime font plus que tous les remèdes.

Les scorbutiques qui sont attaqués d'hémoptysie, sont plus souvent sans fièvre, leur sang dissous s'échappe des vaisseaux, sans qu'il y ait pour cela rupture : les saignées sont peu convenables ; c'est aux acides qu'il faut recourir. Il seroit dangereux d'employer les anti-scorbutiques dans les premiers tems de la maladie.

La cure prophilactique se borne à un régime modéré & peu nourrissant. L'exercice du cheval est de tous le plus salutaire. Si le malade est jeune & sanguin, on le saignera de tems en tems ; on préférera, si on le juge à propos, les sangsues qu'on appliquera à l'anus. L'air que les hémoptysiques doivent respirer sera pur, ni trop humide, ni trop sec : le mariage auroit les suites les plus tristes pour eux.

Le lait a toujours été fort en vogue dans ces cas ; mais il ne convient que lorsqu'il n'y a point de fièvre & que le crachement de sang est totalement arrêté : les scorbutiques sont ceux qui en retirent le plus de fruit.

Celui qui a été une fois sujet à un crachement de sang, doit redouter, toute sa vie les émétiques; mais il ne faut pas en dire autant des purgatifs, on en usera de tems à autre; l'usage des lavemens est ici très-avantageux pour entretenir la liberté du ventre.

DE L'ASTHME.

De toutes les maladies de la Poitrine, il n'en est guères de plus rebelle, & qui reconnoisse tant de causes différentes que l'asthme. Elle a toujours fatigué les Médecins, résisté aux remèdes les mieux administrés; & les malades rebutés en abandonnent l'usage pour suivre leurs goûts, & attendre tout de la nature, qui est ici presque toujours en défaut.

Les Auteurs ont beaucoup multiplié les différentes espéces d'asthmes. Nous ne nous arrêterons point à toutes ces dénominations purement scholastiques; nous nous contenterons d'en établir de deux espéces. L'asthme humide dans lequel les malades crachent beaucoup, ſur-tout après le paroxiſme; & l'aſthme ſec ou convulſif.

DE L'ASTHME HUMIDE.

CETTE eſpéce eſt de tous les âges; elle attaque indifféremment les deux ſexes; cependant les enfans & les vieillards y paroiſſent plus ſujets; les enfans, à cauſe des alimens gras & viſqueux dont on les nourrit, des mauvaiſes digeſtions, & de la foibleſſe de leurs poumons; les vieillards, par l'épaiſſiſſement & la groſſiéreté de leurs humeurs, la lenteur de la circulation, la sècheresse de leurs fibres qui, n'étant plus ſuſceptibles de vibrabilité, ont moins d'action ſur les liquides.

Les perſonnes graſſes; celles qui ſont d'un tempéramment mol & pituiteux, ou cachectique; celles qui font peu d'exercice, qui s'épuiſent de bonne heure; les Boulangers, les Perruquiers, les Plâtriers, & généralement tous les Ouvriers qui vivent dans une atmoſphère remplie de pouſſière, deviennent ordinairement aſthmatiques.

L'aſthme humide eſt quelquefois habituel ; mais le plus souvent il est périodique. Ses paroxismes paroissent avoir beaucoup d'analogie avec ceux de la goutte ; ils sont, à la vérité, plus fréquens : mais en revanche, ils sont plus courts.

Ils s'annoncent communément par des anxiétés à la région épigastrique, des nausées, des vomissemens, tantôt de matières jaunâtres, d'autres fois verdâtres ou glaireuses. Les malades se plaignent de bouffées de chaleur qui leur montent au visage ; leur respiration devient laborieuse, elle se fait avec sifflemens ; à mesure que l'embarras augmente, ils ne peuvent rester couchés dans leur appartement ; ils se tiennent aux fenêtres pour y respirer l'air froid qui les soulage ; ils ressentent un poids, & beaucoup de chaleur dans la poitrine, & sont quelquefois menacés de suffocation.

Le mouvement du cœur est alors petit, tremblottant, intermittent, par la gêne & la lenteur de la circulation. Les palpitations sont souvent de la partie ; le volume des veines jugulaires est plus considérable, elles sont plus pleines qu'à l'ordinaire ; le visage est livide, les yeux rouges, larmoyans, & le mal de tête violent : tous accidens qui ont pour cause la gêne que le sang éprouve dans son retour de la tête au cœur.

Les asthmatiques sont aussi quelquefois assoupis ; mais ils n'osent se livrer au sommeil, dans la crainte d'être suffoqués ; les urines coulent assez abondamment ; elles sont lympides ; les extrémités froides & tremblantes : la fièvre accompagne quelquefois tous ces symptômes.

Les accès d'asthme durent ordinairement quatre à cinq jours plus ou moins. Ils sont plus longs & plus violens en été qu'en hyver. Leur fin s'annonce par le développement du pouls, l'aisance de la respiration, l'abondance des crachats qui deviennent plus épais, par la quantité plus considérable des urines qui déposent beaucoup, & la fin par l'œdèmatie des pieds.

Le sommeil revient en peu de tems ; les malades prennent leur état naturel, à peu de chose près ; ils ont cependant toujours une difficulté dans la respiration, au moindre exercice qu'ils font.

Il est certain que l'asthme humide est produit par une congestion dans les poumons ; les ouvertures de cadavres ne laissent rien à desirer à cet égard. Elles ont convaincu les Praticiens que tout ce qui est capable d'obstruer les ramifications bronchiques, peut aussi causer l'asthme.

Cette maladie peut cependant avoir son siège ailleurs que dans les poumons; Willis (*i*), Baillou (*k*), Baglivi (*l*) & Morgagni ont apperçu des épanchemens de sérosité dans le cerveau des asthmatiques, sans que leurs poumons aient paru altérés. Morgagni a vu l'obstruction du pancréas causer l'asthme (*m*) ; mais ces cas sont trop rares pour faire loi.

Les causes de l'asthme sont 1°. Les vices des digestions qui ne fournissent qu'un chile épais, mal élaboré, & qui ne s'assimile que très-imparfaitement à nos humeurs. C'est cette cause qui rend les gens de lettres si sujets à l'asthme.

2°. Les répercussions des maladies de la peau. Morgagni rapporte une obser-

---

(*i*) Oper. art. de astmat.

(*k*) Baillou, consilia med.

(*l*) De astmat.

(*m*) De sed. & caus. morb. l. 2. de morb. thor. p. 16.

vation de Malphigi qui nous apprend qu'une femme à laquelle on avoit imprudemment répercuté une galle invétérée, devint, peu de tems après, asthmatique. Après sa mort, on trouva ses poumons durs & remplis d'une matière tophacée concréte.

3°. La suppression des cautères, le dessèchement des vieux ulcères, des sueurs habituelles, en donnant lieu à un métastase sur les organes les plus foibles, tels que le poumon, sont aussi des causes de l'asthme. On peut en dire autant de la suppression subite du flux menstruel, des fleurs blanches & des hémorroïdes.

4°. La suppression de la transpiration mérite aussi d'être rangée parmi les principes de l'asthme: c'est par cette raison qu'on trouve tant d'asthmatiques chez les Matelots & les Soldats.

5°, Le scorbut & la vérole ont aussi souvent produit l'asthme, en dépravant les humeurs, en leur donnant de l'acrimonie & trop d'épaississement.

6°. Une disposition héréditaire, le défaut d'exercice, les maladies inflammatoires de la Poitrine, les fièvres intermittentes, la petite vérole, la léucophlegmatie conduisent souvent à l'asthme humide.

7°. Enfin, les excès dans le boire & dans le manger ; l'usage immodéré des plaisirs de l'amour, des liqueurs spiritueuses ; une Médecine prise inconsidérément & à trop forte dose ; le changement de tems ; le passage subit d'un air chaud à un froid ; les passions de l'ame, &c. peuvent conduire à un état d'asthme. Je prie mes Lecteurs de m'épargner la *fine* théorie que je pourrois leur donner à l'imitation de bien des Auteurs ; ils n'en seroient pas plus avancés dans le traitement, après avoir bâillé sur plusieurs pages de galimathias scholastique.

L'asthme, comme je l'ai déja dit, est une maladie fâcheuse & difficile à guérir. Elle exténue & conduit insensiblement au marasme, à l'hydropisie & à la mort.

L'inflammation qui accompagne les accès d'asthme est mortelle. Le malade périt ordinairement d'hémoptysie, ou de suppuration : on en a vu mourir aussi d'apopléxie.

On conçoit aisément que chez les

vieillards cette maladie eſt incurable ; les femmes aſthmatiques portent rarement leur enfant à terme, lorſqu'elles ont conçu. D'après tous ces faits, le Médecin appellé dans ce cas, pourra établir ſon prognoſtic.

Pour procéder au traitement de l'aſthme humide, nous conſidérerons cette maladie dans deux états. 1°. Dans le paroxiſme, 2°. Dans l'intervalle que laiſſent les accès.

Dans le premier cas, ſi la difficulté de reſpirer, l'oppreſſion & la chaleur ſont conſidérables, le pouls élevé, le malade jeune & pléthorique, on lui fera promptement une ou deux ſaignées ; on n'agira pas de même à l'égard des vieillards auſquels ces évacuations ſont preſque toujours nuiſibles, ou d'un bien foible ſecours ; mais on ſubſtitue, dans ce cas, aux ſaignées, les ventouſes ſcarifiées entre les deux épaules, & les ſangſues appliquées à l'anus.

La diète ſera des plus rigoureuſes. beaucoup de malades ont péri dans un paroxiſme d'aſthme pour avoir imprudemment ſurchargé leur eſtomac. On ne doit leur permettre que des bouillons légers, des boiſſons inciſives & apéritives, acidules; l'oxicrat par exemple. On doit, autant qu'il ſera poſſible, entretenir le cours des urines: c'eſt par cette voie que la nature détermine ordinairement les criſes de la poitrine.

Les vomiſſemens & les nauſées dont ſont attaqués les aſthmatiques, ſemblent indiquer les émétiques: auſſi ces remèdes réuſſiſſent-ils toujours. Ils débarraſſent l'eſtomac, agiſſent comme inciſifs, & favoriſent l'expectoration. On donne par préférence l'hypécacuanha, l'oximel ſcillitique, auxquels le kermès peut très-bien être ſubſtitué.

Après les émétiques, les véſicatoires aux épaules ou aux jambes ſont du plus grand ſecours. Ils abrégent beaucoup la durée du paroxiſme (*n*).

Les lavemens ne doivent pas être épargnés. Ils ſoulagent les malades, débarraſſent les gros inteſtins, & déterminent une plus grande quantité de ſang vers l'abdomen.

L'uſage des narcotiques conſeillé par Floyer dans toutes les eſpèces d'aſthme

(*n*) V. l'art. de la pleuréſie, où il en eſt ſait mention.

ne m'a jamais paru avoir de bons effets dans l'asthme humide : ils empêchent l'expectoration ; mais ils réussissent très-bien dans l'asthme sec.

Pendant tout le tems du paroxisme, le malade doit être dans un appartement frais. Les poumons ne pouvant se dilater suffisamment, à cause de l'engorgement des vaisseaux sanguins & lymphatiques qui compriment les bronches, il faut choisir l'air qui étant le plus condensé, occupe moins d'espace ; le plus frais est donc le meilleur dans les premiers jours de l'accès. On placera le malade dans un fauteuil, assis sur son séant, la tête élevée. Il sera médiocrement couvert, parlera peu, & évitera les plus légers mouvemens qui, en accélérant la circulation, augmenteroient la difficulté de respirer, & les angoisses.

La violence de l'accès commençant à diminuer, on rendra les boissons diurétiques, & légèrement diaphorétiques. On prescrira des looch avec le kermés & l'oxi mel scillitique. Après le paroxisme, on passera à la cure prophilactique, & l'on travaillera à débarrasser le poumon, & à empêcher qu'il ne s'y forme de nouvelles congestions. C'est à

quoi

quoi l'on parviendra, en maniant à propos les diurétiques, les fondans, les ſtomachiques.

On recommencera l'uſage des émétiques preſcrits dans le paroxiſme; on doit beaucoup compter ſur leur efficacité; mais il faut y revenir de tems en tems.

Parmi les fondans, le ſavon tient le premier rang. Je me ſuis bien trouvé de l'opiate ſuivante.

℞ Sirop, althea ou autre, ℥ 4.
Savon de Veniſe, ℥ 2
{ Oignons de ſcille en poudre ʒ 2
{ Ou de la pulpe ʒ ſ.

Iris de Florence en poudre ſ. q., pour faire une opiate.

On commencera par faire diſſoudre le ſavon dans le ſirop, enſuite on ajoutera les poudres, ou la pulpe qu'on broyera & mêlera exactement.

Le malade prendra d'abord trois priſes d'opiate; une le matin; l'autre, quatre heures après le dîner; & la troiſième, à l'heure du coucher: la doſe eſt d'un demi-gros pour chaque priſe; on l'augmente, juſqu'à trois gros par jour. On boit par-deſſus un verre d'infuſion d'hissope, de lierre terrestre, ou autre boisson de cette nature.

Cette opiate est à la vérité nauséabonde, elle fatigue même l'estomac des personnes délicates : & j'ai vu des malades ne pouvoir en soutenir l'usage. Mais j'ai aussi eu la satisfaction de la voir admirablement réussir dans ceux qui ont pu la supporter. Elle tient le ventre libre, pousse par les urines, rend l'expectoration facile & abondante.

Toutes les préparations de scille sont également bonnes dans le traitement de l'asthme humide ; la terre foliée de tartre, les fleurs de benjoin, de sel ammoniac ; la gomme ammoniac, le souffre, le *vinum benedictum*, ou l'infusion de verre d'antimoine à petite dose comme altérant, le sirop de tabac, les eaux minérales ferrugineuses : tous ces remèdes sont d'un très-bon usage.

Les amers, les stomachiques, tels que le cachou, le quinquina, la gentiane & la rhubarbe sont nécessaires pour entretenir les digestions qui sont toujours viciées chez les asthmatiques.

Les purgatifs sont aussi très-bons, sur-tout si le malade est bouffi & menacé d'hydropisie ; on doit cependant évicer de les donner à la plus légère apparence de paroxiſme ; on ſait qu'ils le font ſouvent reparoître.

Il eſt auſſi de la dernière importance que les aſthmatiques aient le ventre libre ; les Praticiens ne ſauroient être trop attentifs à cet égard ; c'eſt pour cela que les lavemens ſont très-recommandés alors.

Si l'aſthme a ſuccédé à quelque maladie cutanée, comme la galle, les dartres, on doit tâcher de les faire reparoître : à cet effet, on fera coucher les malades avec ceux qui ſont affectés de la maladie répercutée. Lorſque cet expédient ne réuſſit pas, on y ſupplée par un cautère dont l'effet eſt d'entretenir un écoulement qui ne peut qu'être ſalutaire (*o*).

Rhasès avoit remarqué que les dépôts aux extrémités ſoulageoient beaucoup les aſthmatiques ; c'eſt par cette raiſon qu'il préconiſe ſi fort les cautères. On preſcrira en même temps les remèdes propres à combattre les maladies cutanées : les diaphorétiques ſont ceux qui conviennent le mieux.

(o) De remed. lib. 7.

Mais ce seroit en vain qu'on donneroit tous les remèdes indiqués pour l'asthme; si cette maladie étoit entretenue par un vice particulier, tant qu'on ne détruiroit pas la cause, l'effet subsisteroit, & le mal feroit des progrès. Il est donc essentiel de la combattre, lorsqu'on est assuré qu'elle existe, ayant néanmoins égard au vice local.

Quand la suppression des règles ou des hémorroïdes est compliquée avec l'asthme, on doit rappeller ces évacuations, ou y suppléer par des petites saignées, ou des sangsues appliquées à l'anus.

Toute la vigilance & le zèle d'un Médecin n'auroient aucun effet, si le malade ne s'observoit scrupuleusement touchant le régime. Rien de plus important que cet article: la moindre faute, le plus léger écart peuvent être funestes.

Les asthmatiques doivent manger peu, choisir les alimens de facile digestion & peu nourissans: la trop grande quantité de chile entretiendroit l'embarras des poumons; les alimens gras empâtent & sont par conséquent nuisibles.

On remarque que le vinaigre fait beaucoup de bien aux asthmatiques. C'est un savoneux, ils doivent en assaisonner leurs alimens, en aiguiser leurs boissons.

L'oxicrat ou l'hydromel sont préférables dans ce cas à toute autre tisane. Les Anglois préparent un hydromel & une bierre avec de l'absinthe, & y font entrer aussi les baies de genièvre: cette boisson fait beaucoup de bien aux asthmatiques.

Le choix de l'air est une chose essentielle pour ces malades. On doit préférer dans l'asthme humide celui qui réunit la sècheresse à la fraicheur. L'appartement doit être grand, bien aéré, exposé aux vents du nord: le malade doit dormir les rideaux de son lit ouverts, la tête élevée & légérement couvert. Il doit faire un exercice modéré, soit à pied, soit à cheval, soit en voiture: le mouvement facilite l'oscillation des vaisseaux, l'atténuation des humeurs, la transpiration & les digestions.

De l'Asthme sec ou convulsif.

CETTE espèce d'asthme est le plus souvent habituelle. Ce qui la caractérise principalement, est une toux continuelle, sèche, quoiqu'elle soit souvent accompagnée de crachats, de sérosité un peu acre : le pouls est élevé, dur, convulsif ; le visage est rouge, violet, quelquefois il y a des convulsions.

Un Professeur de Montpellier prétend qu'avant Vanhelmont, on ne connoissoit point l'asthme sec. Qu'on me permete de relever cette assertion, il me suffit pour cela de citer ce qu'en dit Hippocrate, qui a très-bien fait sentir combien il étoit essentiel de ne pas confondre l'un avec l'autre (*p*).

Le tempérament sec, les veilles, l'ictère, l'hypocondrerie, l'abus des liqueurs ardentes, & du caffé; les exercices trop violens du poumon, les passions de l'ame (*q*) sont les causes les plus fréquentes de l'asthme sec.

Baglivi croit qu'il dépend souvent de la convulsion des muscles de la poitrine (*r*).

Les accidens de l'asthme sec ne sont pas moins pressans que ceux de l'asthme humide : la difficulté de respirer est ex-

(*p*) . . . *Nisi rectè distinxeris asthma convulsivum ab humorali, nunqam ex voto succeder curatio.* Hyppocrat. epid.

(*q*) Je connois un Marchand qui depuis un violent accès de colère, est tourmenté d'un asthme sec habituel.

(*r*) Prax. med: lib. 2, cap. 9.

trême, le malade ſent une chaleur brûlante dans ſa poitrine ; il eſt tourmenté par la ſoif, un grand mal de tête occaſionné par les efforts violens qu'il fait pour touſſer, & par l'irritation que les vomiſſemens occaſionnent à l'eſtomac.

L'aſthme ſec eſt une maladie fâcheuſe, particuliere aux adultes. Elle eſt ſouvent ſuivie d'hémoptyſie qui, dans ce cas, eſt toujours mortelle : quelquefois de maladies inflammatoires.

Lorſque l'aſthme ſec dure quelques-tems, il ſe complique ordinairement avec l'humide : les poumons étant continuellement irrités, la circulation y eſt accélérée ; une plus grande quantité de ſang & de lymphe y eſt déterminée : De-là naiſſent les différens embarras dans cet organe.

Le traitement de l'aſthme ſec eſt bien différent de celui de l'aſthme humide. On doit d'abord faire une ou deux ſaignées, en proportion de l'intenſité du mal, & de la force du malade ; afin de prevenir la rupture des vaiſſeaux ſanguins, & l'engorgement du poumon.

Enſuite on preſcrira les adouciſſans, les délayans, le petit-lait, le lait coupé, l'eau de veau & de Poulet, les huileux, les mucilagineux, les narcotiques, dans le fort même du paroxisme. On revient de tems en tems aux saignées, selon le besoin; ou l'on a recours aux sangsues qu'on applique aussi dans l'asthme humide à l'anus.

Le point essentiel est de relâcher, par conséquent les bains froids ne conviennent point, quoiqu'il ait plu à Monsieur Pomme de les ordonner comme *relâchans*. Ils produisent un effet tout contraire, ils augmentent la toux, & refoulent le sang vers l'intérieur; & c'est ainsi que leur usage imprudemment administré a souvent donné lieu à l'hémoptysie: les prescrire dans l'asthme sec comme *relâchans*, ce seroit un remède pire que le mal: *adderetur oleum camino*.

Lorsque l'asthme sec se complique avec l'asthme humide, c'est au Médecin prudent, à marier comme il convient les remèdes indiqués dans le traitement de ces deux maladies.

Le régime est aussi nécessaire ici que dans l'asthme humide. La diète laiteuse est préférable à tout: on évitera avec grand soin, les alimens échauffans: les potages de riz, de gruau, d'avoine, & le sagou sont les seuls dont l'usage puisse être permis.

La

La tranquillité d'eſprit eſt très-néceſſaire : c'eſt pourquoi on égayera le malade par tout ce qu'on jugera propre à lui faire oublier ſes maux : on écartera de lui tout ce qui ſeroit capable de l'émouvoir ; un excès de joie ſeroit auſſi dangereux pour lui qu'un excès de triſteſſe : ſon ame doit être dans une douce égalité ; ceux qui environnent ces ſortes de malades ne doivent jamais perdre de vue ces attentions.

La qualité de l'air doit être ici différente de celle qu'on cherche dans l'aſthme humide. Autant les vents du nord ſont ſalutaires dans celui-ci, autant ils ſont nuiſibles dans l'aſthme ſec. Un air ſec tourmente & agite les malades. C'eſt pour éviter ces accidens, qu'il faut, autant qu'il eſt poſſible, les faire vivre dans une température moyenne entre l'humide & le ſec. Dans les chaleurs de l'Eté, on fera très-bien de joncher de feuilles ou de fleurs l'appartement du malade : on pourra encore y laiſſer des branches de ſaule récemment trempées dans l'eau, afin que l'humidité qui s'en exhalera, porte dans les poumons *arides* du malade un rafraîchiſſement ſalutaire.

DE LA TOUX.

La toux, selon Duret (*a*), est un ébranlement de la poitrine qui tend à se débarrasser d'une matière qui lui est à charge. Toutes les parties, dit cet Auteur, ont la même faculté. Ainsi la toux est à la poitrine, ce que l'éternuement est aux narines, & le hoquet à l'estomac. On peut en dire autant des reins, de la vessie, de la rate & du diaphragme.

Il ne sera point ici question de toutes les espèces de toux; je me bornerai à parler de celle qui est simple & primitive.

Cette maladie est très-fréquente, surtout en hyver. Elle regne alors très-souvent épidémiquement; chacun tousse: peu de gens y font attention; mais beaucoup finissent par en être les dupes: c'est un fait confirmé par l'expérience journalière.

Le siège de la toux varie. Il peut être dans la gorge, dans la poitrine ou dans

(*a*) Duret, annotat. in Holler.

l'estomac. Ces deux premières toux ont beaucoup de rapport entre elles : on les trouve souvent compliquées ; elles dépendent presque toujours des mêmes causes.

La toux du gosier (gutturale) est aigue. On la connoît par la difficulté d'avaler, par un sentiment de chaleur qui se fait sentir au fond de la gorge. Elle est sèche, accompagnée souvent de soif ; & lorsque le malade rend des crachats, ils sont séreux.

La toux pectorale est plus sonore, accompagnée de crachats ; les malades éprouvent une certaine difficulté dans la respiration, des tiraillemens & beaucoup de chaleur dans la poitrine ; ils toussent plus violemment sur le soir & pendant la nuit, que durant le jour.

La toux stomachale a cela de particulier, qu'elle augmente après le repas ; elle est plus sourde, quand l'appétit est moindre, & l'estomac moins plein. Elle est souvent accompagnée de nausées, de vomissement, de crachats séreux très-abondans, d'anxiétés vers le scrobicule du cœur. La région épigastrique est quelquefois tendue & sensible. Cette toux est familière aux enfans & aux vieillards; il est très-important de la distinguer des deux autres.

Les toux gutturale & pectorale dépendent presque toujours de la suppression de la transpiration, d'un froid aux pieds, de la suppression des sueurs; les boissons froides, le changement de saison, le passage subit du chaud au froid, &c. peuvent par le même méchanisme les produire. On peut mettre les brouillards au nombre de ces causes: mais le plus souvent leur effet n'est que passager.

Les anciens prétendoient que ces toux provenoient d'une humeur acre qui découloit du cerveau sur la gorge & sur la poitrine. On sait aujourd'hui apprécier ce sentiment.

La mauvaise conformation de la Poitrine, une foiblesse héréditaire du poumon, rendent de bonne heure sujettes à la toux les personnes qui portent en elles ce germe, lequel conduit insensiblement à la Phtysie.

La toux sthomachale dépend d'une saburre dans l'estomac; suite ordinaire des indigestions, des veilles, d'une étude forcée, &c.

Chez les enfans, la mauvaise qualité

du lait, les alimens grossiers & visqueux, tels que la bouillie, la malpropreté, l'humidité des appartemens, les vers, &c. sont les causes ordinaires de la toux.

Si les toux gutturale & pectorale sont accompagnées de fièvre, on fera bien de saigner le malade, sur-tout s'il est jeune & sanguin.

Les boissons doivent être abondantes, légérement diaphorétiques; telles sont, par exemple, l'infusion de fleurs de sureau, de lierre terrestre, de veronique, de coquelicot, de plantes capillaires, du thé; le lait seul, ou coupé avec ces infusions, est très-bon.

On évitera d'exposer les malades aux vents froids; on tiendra leurs pieds chauds & secs: cette attention est importante.

Si la toux les empêchoit de dormir, on pourroit leur donner quelque liqueur calmante, le sirop de diacode, les pillules de cinoglosse, la thériaque, &c.

Si, malgré ces secours, la toux persistoit, ou devenoit opiniâtre, un vésicatoire entre les deux épaules, la feroit promptement disparoître: nous en avons quantité d'exemples.

La méthode rafraîchissante qu'on n'emploie que trop communément dans ces cas, m'a toujours paru contr'indiquée. Au lieu de rétablir la transpiration, elle la supprime de plus en plus, fixe les humeurs, & donne lieu à des congestions fâcheuses.

Le traitement de la toux stomachale diffère beaucoup du précédent. Comme elle dépend d'une saburre accumulée dans l'estomac, les vomitifs répétés ne peuvent que produire un très-bon effet. L'hypecacuanha mérite la préférence. Ensuite on passe aux purgatifs, tels que les rhabarbarins; & successivement aux stomachiques, tels que le quinquina, le cachou, le macis, la rhubarbe, le vin amer, les eaux minérales: on en continuera l'usage, pendant un temps suffisant.

Les malades auront l'attention de peu manger, & de choisir les alimens de facile digestion. On ne doit pas leur interdire le vin, ni le caffé; l'usage modéré de ces liqueurs ne sauroit nuire dans ces circonstances.

Si le traitement regarde un enfant à la mammelle, on cherchera à reconnoître si le mal vient du lait. S'il est trop épais, on prescrit à la nourrice un régime approprié. Mais, si la cause de la maladie dépendoit de la mauvaiſe conſtitution de l'enfant, envain employeroit-on une multitude de remèdes : c'eſt à la nature à vaincre le mal. Il ſuffira de bannir du régime les bouillies faites avec de la farine, dont on gorge ordinairement les enfans.

Lorſque l'enfant eſt ſevré, & âgé de quelques années, on doit le traiter différemment. On le purgera avec le ſirop de chicorée composé, celui de fleurs de pêcher, auxquels on ajoute quelques grains de mercure doux : on peut auſſi donner quelque doſe de magnéſie : je l'ai toujours vue réuſſir.

En général, on doit peu droguer les enfans, & avoir l'attention la plus ſcrupuleuſe à ce que leur eſtomac foible & délicat ne ſoit point ſurchargé d'alimens. On leur donnera un peu de vin ; on leur permettra de courir & de ſe livrer aux amuſemens de leur âge ; le tems achévera la guériſon.

DE LA COQUELUCHE.

CETTE maladie eſt preſque toujours épidémique ; elle attaque ſpécialement les enfans; mais les adultes n'en sont pas exempts; elle est très-meurtrière; on a vu des campagnes en être entièrement dévastées.

Les symptômes de la coqueluche sont la toux vive qui prend par accès appellés *quintes*, suivies de crachats muqueux. Cette toux est quelquefois si violente, que le visage en devient violet; les hémorragies du nez, les convulsions, le mal de tête l'accompagnent aussi très-fréquemment; les vomissemens en sont un des principaux symptômes; le malade perd l'appetit; il a de la fièvre, & éprouve de la difficulté dans la respiration. C'est dans la variété du tems & des saisons, qu'on doit chercher la cause de cette maladie. On remarque qu'elle est plus fréquente & plus dangéreuse, quand les froids ont été précédés de pluies abondantes. Les humeurs dont le corps abonde alors, ne s'étant point évacuées par l'insensible transpiration; il se fait un embarras dans le poumon ou dans l'estomac qui sont le siège ordinaire de cette maladie.

Le traitement de la coqueluche, chez les adultes, consiste dans les saignées, les émétiques, les purgatifs, les boissons incisives, diaphorétiques, l'hydromel, les vésicatoires, les loochs avec le kermès, l'oximel scillitique. On doit être circonspect sur l'usage des calmans, & sur les purgatifs, si l'on ne veut courir le risque de supprimer les crachats: accident qu'il est de la plus grande importance de prévenir.

Quant au traitement des enfans; voyez ce que nous en avons dit à l'article de la toux. Nous ajouterons seulement ici qu'on ne peut leur donner rien de mieux qu'une eau miellée dans laquelle on a fait infuser un peu de canelle; quelques cueillerées de vin sucré, le sirop de fleurs de pêcher, &c. On peut faire vomir avec l'oximel scillitique, ceux qui sont d'un âge un peu plus avancé.

DU RHUME.

Le rhume de Poitrine dont il est ici question, est caractérisé par l'oppression, la difficulté de respirer, la raucité de la voix, la toux plus ou moins vive, tantôt sèche, tantôt humide.

On ne doit pas négliger les rhumes; ils ont des suites aussi fâcheuses que la toux; les causes en sont les mêmes; les variations de l'air, le passage subit du chaud au froid, les exercices trop violens du poumon, tels que le chant, les instrumens à vent, &c.

La curation est aussi la même, que celle de la toux. On saigne, s'il y a beaucoup de fièvre; on prescrit des boissons chaudes & diaphorétiques, les infusions de capillaire & des fleurs béchiques, la décoction de son avec le miel, le sucre ou le sirop de capillaire. Les rafraîchissans doivent être bannis.

DE LA PTHYSIE.

Les Auteurs désignent cette maladie, sous le nom de *Tabes* ou de *Pthysie* indistinctement. Néanmoins il y en a quelques-uns qui ont jugé à propos de faire de ces maladies deux genres différens. Le premier est employé chez eux pour désigner l'étysie ou la consomption; le second, pour dénoter la pthysie. Comme elles ne diffèrent que par quelques circonstances légères, qui d'ailleurs n'ont aucune influence sur le traitement, nous n'adopterons point la subtile distinction de ces Auteurs.

Il nous importe également peu de savoir si le mot *Phtysie* désignoit chez les anciens, la pourriture, ou bien une simple consomption & amaigrissement. Ces sortes de recherches n'étant que de pure curiosité, sont faites pour occuper le loisir des Théoriciens. Depuis longtems, la valeur du mot *Pthysie*, est fixée ; c'est dans ce sens que je le prendrai.

Il y a des Médecins qui ont confondu la pthysie avec le marasme, jusqu'au point d'avancer que celui-ci en étoit le dernier période ; mais c'est une erreur. La pthysie, il est vrai, ne sauroit subsister sans le marasme qui en est un des symptômes caractéristiques. Mais le marasme peut très-bien exister sans la pthysie : c'est un fait dont une expérience journalière nous démontre la vérité.

On ne peut disconvenir que la pthysie n'ait une grande affinité avec la fièvre hectique. L'intervalle qui les sépare est bien petit ; & l'on passe aisément de l'une à l'autre : peut-être-même vaudroit-il mieux considérer la fièvre hectique comme le premier degré de la pthyſie. En effet, ſi l'on ſe donnoit la peine de pouſſer ſes recherches un peu plus loin, on s'appercevroit, je penſe, bientôt que les Médecins n'ont diſtingué ces deux maladies, que parce qu'ils n'ont pas trouvé de ſiège fixe & déterminé à la fièvre hectique; tandis qu'ils étoient perſuadés que celui de la pthyſie réſidoit conſtamment dans le poumon. L'on verra par ce qui ſera dit dans la ſuite ce qu'il faut penſer de cette opinion des anciens.

Il ſe préſente une queſtion qui a fourni pendant long-tems matière à une vive diſpute. Fernel (*a*) nous apprend que de ſon tems, elle n'étoit point encore terminée. Il s'agiſſoit de ſavoir ſi l'on pouvoit être attaqué de la pthyſie, ſans avoir été auparavant hémoptoique; ou, ce qui revient au même, ſi l'hémopthyſie devoit être regardée comme la cauſe de la pthyſie.

Cette queſtion qu'il faut bien ſe garder de mettre au rang de ces futilités éphémères que l'on agite avec tant de chaleur dans nos Écoles, cette queſtion, dis-je, ne pouvoit être décidée que par

(*a*) Fernel, Pathol. lib. 5. cap. X.

l'obſervation. Nous ne ſavons malheureuſement que trop aujourd'hui que la pthyſie reconnoît pluſieurs cauſes, & qu'il n'eſt pas rare de la rencontrer, ſans qu'elle ait été précédée par le crachement de ſang.

Il y avoit un autre moyen bien ſimple de trancher la difficulté ; c'étoit de conſulter les livres des Médecins Grecs, pour ſavoir ce que leur pratique leur avoit appris à ce ſujet. Aretée s'explique aſſez clairement. Il dit: que quoique la pthyſie ſoit une ſuite ordinaire de l'hémopthyſie, on rencontre quelquefois celle-là, ſans celle ci (*b*) ; ne pourroit-on pas conclure de là, que de tout tems on s'eſt plus occupé à louer les anciens qu'à les lire ?

La pthyſie eſt regardée avec raiſon, comme la premiere maladie de la poitrine, tant à cauſe du nombre de ſes victimes, qu'à cauſe de la difficulté qu'il y a à la guérir. Willis a obſervé (*c*) que toutes les autres affections du thorax, lorſqu'elles ont réſiſté à un traitement méthodique, ou qu'elles n'ont été guéries qu'imparfaitement, viennent ſe

(*b*) De cauſ. & nox. diuturn affect. lib. 1. cap. 8.
(*c*) Pharmac. ration. ſect. 1. cap. 5.

perdre dans celle-ci ; comme on voit, dit cet Auteur, les petits ruiſſeaux ſe perdre dans les grandes rivières qui vont à leur tour ſe jetter dans la mer.

La pthyſie eſt un de ces maux qu'il n'eſt que trop ordinaire de voir réſiſter à toutes les reſſources de l'art. Les Praticiens l'ont diviſée en trois périodes ou degrés differens. Quoique cette diviſion ne ſoit pas dans la nature, il ne faut cependant pas la négliger : elle peut ſervir à une deſcription méthodique de cette maladie que les Auteurs ont traitée avec tant de confuſion. Elle a d'ailleurs l'avantage de fixer le Médecin, tant pour la curation qui n'eſt pas toujours la même, que pour le prognoſtic, à la juſteſſe duquel ſa réputation eſt le plus ſouvent attachée.

On convient unanimement que la pthyſie eſt incurable, lorſqu'elle eſt parvenue au troiſième degré ; qu'au ſecond, elle eſt très-difficile à guérir, & que ce n'eſt qu'au premier degré qu'on pourroit la combattre avec quelque avantage. Mais malheureuſement, il n'eſt pas aiſé de reconnoître ce période ; nous ne la connoiſſons que lorſqu'elle a paſſé au ſecond degré, ou qu'elle eſt ſur le point d'y paſſer.

On voit par-là, combien il importe d'avoir bien présent à l'esprit, les signes qui accompagnent cette maladie, dans son commencement. Je vais tâcher de les exposer avec le plus d'exactitude qu'il me sera possible.

PREMIER DÉGRÉ DE LA PHTISIE

LA pthysie se manifeste à peu près, de la même manière que le rhume. On est saisi de la toux; mais cela n'étonne point; on se persuade que celle-ci se terminera comme celle qu'on a déja essuyée, & qu'une expectoration louable sera l'heureuse époque de sa fin; on néglige conséquemment les remèdes, & plusieurs mois se passent, avant que le Médecin soit appellé: faute capitale dont les malades sont presque toujours les dupes.

En effet, quoiqu'il soit difficile au premier coup d'œil de démêler la vraie nature du mal: un homme instruit ne s'y trompe pas. Cette toux a des caractères particuliers qui n'échappent point à un œil clairvoyant. Elle est sèche dans la pthysie; elle est humide dès les commencemens du rhume. De plus, elle est constamment accompagnée d'un sentiment de pesanteur dans la poitrine, avec une diarrhée commençante.

Il faut néanmoins avouer que l'on voit quelquefois la toux devenir humide, dès le commencement; mais dans ces cas là même, les crachats sont constamment pituiteux; ils ne viennent qu'après des *quintes*. Cela n'est pas surprenant. L'irritation que ces quintes ont causée à la trachée-artère, fait couler à la longue, la sérosité des glandes répandues dans la membrane interne de ce canal: & la toux qui d'abord étoit sèche, devient humide. Ce méchanisme, comme le remarque Morton (*d*), ne ressemble pas mal à celui par lequel un enfant tire le lait du sein de sa nourrice.

La toux des pthysiques n'est pas aussi forte que celle des catharreux, pendant le jour. On a observé aussi qu'elle revenoit à des intervalles plus éloignés. Dans la nuit, ces proportions changent; & l'intensité de la toux est à peu près égale. Vraisemblablement patce que le corps

(*d*) De Pthisi.

étant couché, les poumons se trouvent moins à leur aise, étant comprimés par le diaphragme qui l'est, à son tour, par les viscères du bas ventre. Un autre phénomène bien remarquable, c'est que les malades toussent cruellement, jusqu'à ce qu'ils aient vomi les alimens qu'ils avoient avalés.

Ce dernier symptôme, joint à la toux, étoit regardé par Morton, comme un des moins équivoques de la pthysie. Ce n'est pas que le vomissement soit particulier à cette espèce de toux ; il n'est pas rare de l'observer dans celles qui sont épidémiques & catharrales, sur-tout dans la coqueluche. Alors l'ensemble des autres signes, l'âge du malade, & le génie de l'épidémie dévoilent bientôt au Médecin la nature du mal qu'il a à combattre.

Les Pthysiques se plaignent, en toussant, d'une titillation désagréable au fond du gosier. Il ne faudroit pas s'imaginer que cette impression se fît immédiatement sur l'endroit auquel ils la rapportent ; il paroît plus probable que cela s'opére par continuité, comme on voit, la douleur se propager jusqu'à l'extrémité du gland, quand la vessie est irritée par la présence d'une pierre.

Les Pthysiques ne goûtent point les douceurs du sommeil. De-là, ces anxiétés, cette tristesse, cette mauvaise humeur qui ne les quittent jamais. Leur voix devient d'abord rauque, c'est la première altération qu'elle éprouve; bientôt elle est aigue, glapissante, elle s'affoiblit enfin peu à peu.

La difficulté de respirer augmente au moindre exercice. Il s'y joint une oppression & une pésanteur des hypocondres qui concourent avec les insomnies, à précipiter le malade dans la rêverie & l'abbattement. Morton mettoit (e) ces deux derniers signes au rang des pathogmoniques. Quelques Auteurs ont avancé qu'une douleur de côté poignante accompagnoit presque toujours la pthysie dans son principe. Cela n'est vrai que lorsqu'elle succède à quelque maladie supposée de la poitrine.

Il n'est pas indifférent de quel côté les malades se couchent. On a remarqué que lorsqu'ils sont sur un côté, ils sont bien plus incommodés par la toux, que

(e) L. c. cit. pag. 55.

s'ils se couchoient sur l'autre. Il faut en chercher la raison dans une plus grande affluence de liqueurs sur un côté, que sur l'autre : ce qui fait qu'ils ne peuvent se coucher qu'avec peine sur le côté opposé ; comme dans l'hydropisie de poitrine, lorsque l'épanchement n'est que dans une cavité.

Dans cet état de la maladie, on trouve la fièvre ; le pouls est assez fréquent ; il se répand sur l'habitude de la peau une chaleur acre, mais qui se fait principalement sentir à la paume des mains & à la plante des pieds ; elle redouble vers le soir & après les repas ; le visage se colore ; & l'on apperçoit sur l'os de la pomette, une rougeur éclatante, mais circonscrite.

On s'est trompé, quand on a dit que cette fièvre, dont je viens de parler, étoit quotidienne continue ; son type n'est point fixe. on voit des paroxismes se succéder plus ou moins rapidement, & à des intervalles inégaux : l'urine prend une légère teinte rouge, la soif se fait sentir, l'appétit est perdu.

Il y a pourtant des sujets qui le conservent dans son entier ; mais ceux-là même ne sont pas exempts des vomissemens dont il a été parlé plus haut l'amaigriſſement continue à ſe former ; mais il n'eſt pas encore ſenſible.

SECOND DÉGRÉ DE LA PHTISIE.

LA toux continue, & va toujours en augmentant : on voit alors qu'elle excède les bornes d'un rhume ordinaire : les jambes du malade diminuent ; c'eſt ſur les mollets que portent les premiers effets de l'émaciation qui devient bientôt générale. Elle affecte inſenſiblement tout le corps qui perd ſon coloris naturel, devient pâle & jaune. Le malade eſt ſujet à une fièvre qui eſt accompagnée de tous les ſymptômes de la plevropéripneumonie.

C'eſt alors, & non pas dans le premier état, que les pthyſiques ſe plaignent d'une douleur de côté aſſez vive, mais qui ceſſe avec la fièvre. La gêne de la reſpiration augmente avec la toux ; la ſoif eſt plus ardente, les veilles continuelles, la chaleur plus acre. Ils ne peuvent trouver une ſituation commode ; ils ſont dans une perpétuelle agitation ; quelquefois ces accidens ſont portés à un ſi haut point, que les malades périſſent.

Le plus ſouvent néanmoins ces ſymptômes ſe mitigent vers le ſeptième, huitième, ou neuvième jour; mais c'eſt pour faire place à d'autres qui, quoique plus doux en apparence, ne conduiſent pas moins ſûrement les malades au tombeau. La fièvre change de nature, elle ſemble prendre le caractère intermittent; ſes accès ne ſuivent aucune marche réglée, ils reviennent pluſieurs fois dans un même jour, & ſont précédés par des friſſons.

Cette irrégularité n'eſt pas de longue durée: la fièvre paroît devenir quotidienne; quelquefois, mais plus rarement tierce. Les redoublemens, comme je viens de le dire, s'annoncent par des friſſons dont la longueur & l'intenſité varient: ils finiſſent par des ſueurs abondantes & colliquatives. Il eſt à remarquer que ces ſueurs arrivent dans la nuit, & qu'elles ſont ſuivies d'une expectoration copieuſe qui ramene le calme & tranquilliſe l'eſprit du malade que la vue de tous les accidens avoit allarmé: il s'endort alors, & reprend ſes forces pour ſoutenir une nouvelle attaque.

Dans cet état de la maladie, les crachats ſont abondans: la plûpart des

Praticiens assurent qu'ils sont amers, de doux qu'ils étoient dans le commencement. Cette assertion vague n'est assise sur rien de solide : ils sont par intervalle teints de filamens sanguins ; & à ce sujet, nous observerons qu'il n'est pas nécessaire que les malades ayent craché du sang, pour mourir ptyhsiques, comme quelques personnes l'ont avancé. M. de Sault rapporte plusieurs observations qui confirment ce fait (*f*).

Aux symptômes ci-dessus exposés, le même Auteur en ajoute un qu'il a constament observé : ce sont des embarras très-considérables dans le foye, manifestes dans le vivant, par une dureté de ce viscère bien sensible au tact, & quelquefois par sa douleur. Il est surprenant que les Auteurs n'en ayent pas fait mention. Il étoit aisé de s'en convaincre, en portant la main sur l'hypocondre droit du malade. J'ai senti plusieurs fois cette renitence dont parle M. de Sault. Lorsqu'on voudra s'en assurer, il faudra avoir la précaution de faire coucher le malade sur le dos, les jambes élevées ; alors on ne manquera pas de la sentir,

(*f*)

ſurtout ſi l'amaigriſſement eſt conſidérable.

L'appétit que le malade avoit perdu dans le premier degré de ſa maladie, ſe réveille dans celui-ci. On remarque que le plus grand nombre des pthyſiques mange avec avidité, & digere bien : ils vont à la ſelle, une ou deux fois par jour, leurs excrémens ſont liés, & tels que pourroit les rendre l'homme qui ſe porte le mieux. Malgré cela, les alimens ne les réparent point; au contraire, on les voit dépérir ſenſiblement.

Ce phénomène eſt très conforme aux loix de l'œconomie animale, & prouve bien que le poumon eſt le principal organe de la ſanguification. En effet, les alimens ayant ſubi un premier changement dans le bas ventre, n'ont beſoin pour prendre la nature des humeurs animales, que d'en ſubir un ſecond qui doit leur venir de la part du poumon. Mais comme ce viſcère eſt affecté, il ne ſauroit agir ſur eux. De-là il s'enſuit que l'appétit que les Médecins voyent paroître avec plaiſir dans toute autre maladie, n'annonce ici que la terminaiſon la plus funeſte. Cette idée que la théorie avoit enfantée, a été confirmée par l'obſervation. Bennet nous dit que les pthyſiques ſont déſeſpérés. *Pthiſici cibum avidè appetentes, & exinde robur neutiquam acquirentes, deſperati* (*g*).

Le pouls des pthyſiques varie ſingulièrement hors du paroxiſme; le matin, par exemple, on le trouve foible, petit, obſcur; il n'a preſque point de fréquence. Si on l'explore dans le fort de l'accès, il eſt vîte, fort, fréquent; lorſque la ſueur ſe déclare, ſa force & ſa vîteſſe diminuent, il revient à ſon état primitif.

L'urine eſt ici rouge, comme dans les fièvres intermittentes, avec cette différence toutesfois que le ſédiment qu'elle dépoſe eſt blanc & farineux.

TROISIÈME DEGRÉ DE LA PTHISIE.

LA face hypocratique annonce infailliblement que la pthyſie eſt à ſon dernier degré: les yeux ſe cavent & ſe terniſſent, les tempes s'affaiſſent, les oreilles ſe relevent, le nez devient pointu, les pommettes ſaillantes, les lèvres ſemblent

(*g*) Beunet, tabid. theat. p. 3.

ſe

ſe coller aux dents, la bouche s'aggrandit; quand on la fait ouvrir, on la voit couverte d'ulcères: les malades ſe plaignent que leur goſier eſt douloureux & aride, & cette douleur ſe propage preſque toujours juſqu'à l'oreille gauche (*h*). Je n'ai jamais eu occaſion de faire cette obſervation. Il y a apparence que ce ſymptôme dépend de l'ulcération de la membrane qui tapiſſe la trompe d'Euſtache. On a dit encore que les vaiſſeaux ſanguins ſont plus chauds que les chairs qui les avoiſinent; je n'ai jamais pu appercevoir cela, peut-être n'en dois-je en accuſer que l'imperfection de mon tact.

La peau du corps des pthiſiques; celle ſurtout des extrémités, eſt rude, ridée & comme *chagrinée*; il s'y éleve des puſtules rouges qui ſont la preuve la plus complette d'une diſſolution totale dans les humeurs.

La maigreur eſt bientôt portée à ſon dernier période: le malade reſſemble à un ſquelette: on diroit volontiers que les chairs ſont fondues, & qu'il ne reſte plus que la peau. Il eſt ſurprenant que dans cet état, l'action des muſcles ſe ſou-

(*h*) V. ſa thèſe: *An ſagou pthyſicis?* 1766.

tienne ; car ces malades exécutent tous les mouvemens musculaires, autant que la foiblesse où ils sont réduits peut le leur permettre ; malgré l'aridité des capsules & des ligamens. M. Wanswieten (*i*) a vu un Musicien qui, la veille de sa mort, touchoit très-bien du clavecin. Voici la raison qu'en donne cet Auteur. On sait, dit-il, que le muscle est composé d'une grande quantité de tissu cellulaire, & que la fibre charnue n'y entre que pour la plus petite partie. Il est donc possible, ajoute ce Médecin, que le muscle soit réduit à un très-petit volume, sans que sa texture soit altérée : cette raison est puisée dans la nature.

L'œdème des extrémités dans la pthysie est l'avant-coureur de la mort. Il reconnoît ici une double cause. 1°. La difficulté que le sang éprouve à passer à travers les poumons. 2°. La dissolution des humeurs. En vain quelques Phisiologistes objecteroient-ils que plus les humeurs sont fluides, plus elles sont propres à circuler. M. de Sauvages a très-solidement prouvé que l'aisance de la circu-

(*i*) Comment. in aphr. tom. 4.

lation exigeoit un certain degré de cohérence dans les liquides (*k*).

Les ongles deviennent crochus, parce qu'ils ne ſont plus ſoutenus par la graiſſe, les cheveux tombent, & cet accident eſt mortel; Hyppocrate ne l'a point omis (*l*). Le défaut de nourriture eſt la cauſe de cette dépilation chez les pthyſiques, comme elle l'eſt chez les viellards.

Les poux rongent ces malades ſur leur fin; cela n'eſt pas étonnant. On ſait que la chaleur & la putréfaction ſont les deux agens qui font éclore ces inſectes. Ces deux cauſes ſe trouvent ici réunies. Les pthyſiques, comme chacun peut le remarquer, ont l'haleine fort puante; leurs crachats ſont d'une fétidité qu'ils déteſtent eux-mêmes; ils rendent le pus preſque tout pur, & leurs jours ſe terminent par la diarrhée. *Si ſputum in ore contentum excreatum deteſtatur, & pus magis ſincerum expuit; hunc intra breve tempus, aſſerito ex alvi profluvio periturum* (*m*).

(k) Diſſert. ſur les médicam.
(*l*) De morb. lib. 2.
(*m*) Hyppocrat. de morb. lib. 2.

Les malades qui s'étoient allarmés dans le second degré de leur maladie, se rassurent à mesure que leur fin approche: ils n'ont plus de frayeur, tout leur paroît d'un bon augure; ils se flattent de recouvrer bientôt leur première santé: & ces calmes trompeurs dont ils jouissent par intervalle, ne contribuent pas peu à les entretenir dans cet espoir. Ceux qui n'ont aucune connoissance de notre art ne sont pas les seuls à se bercer de cette illusion. M. de Sault (*n*) a vu des Médecins prêts à expirer de cette maladie, & se persuader qu'ils n'étoient point pthysiques, & j'en connois un qui est à-peu-près dans le même cas. Il est sujet à de fréquentes hémopthysies, & quand l'accès est passé, il n'y songe plus. Ce n'est pas qu'il ignore les accidens fâcheux qui en sont les suites ordinaires, car il est très-instruit. Tel est le tableau de cettte maladie funeste qui enleve tant de personnes à la fleur de leur âge.

Tout a ses exceptions dans la nature: la pthysie a les siennes. On ne la voit pas toujours suivre la marche que nous venons d'indiquer: elle s'en écarte dans

(*n*) Dissertat. sur la pthysie.

certains climats. Sidenham nous apprend que dans le Bristol, où cette maladie est si commune elle s'annonce par des crachats douceâtres rendus en abondance, qui, dans l'espace de trois mois réduisent les malades à un marasme consommé. La toux est légère le plus souvent : peu de malades sont sujets à ces toux *férines* qu'on observe ailleurs (*o*).

La pthysie qui succéde à une maladie inflammatoire suppurée de la poitrine, n'a que le second & le troisième période : puisque les malades commencent à cracher du pus. Cette espèce est prompte & vive. Cela ne doit pas surprendre, étant fomentée par un ulcère au poumon, & par *la dégénération* des humeurs.

Morton divise la pthysie en aigue & en chronique. (*p*) Ce qui l'a engagé à admettre cette distinction, c'est qu'il a observé des pthysies qui parcouroient leur tems fort rapidement ; tandis que d'autres laissoient parvenir les malades à un âge avancé, & ne paroissoient pas même abréger leurs jours. On sent bien

(*o*) Processf. interg. cap. 2.
(*p*) Morton, de pthysi pag. 66.

que les deux espèces que nous venons de rapporter sont du genre des aigues.

La pthysie est de tous les âges, mais les jeunes gens y sont plus particulièrement sujets. C'est depuis dix-huit jusqu'à trente-cinq ans, qu'elle attaque ses victimes. C'est la remarque du Pere de la Médecine. *Tabes præcipuè contingit ætatibus quæ sunt ab anno 18 ad 35 (q)*.

Les femmes y sont plus sujettes que les hommes; je sai qu'il faut souvent en accuser la suppression de leurs règles; mais l'usage insensé qu'elles font des corps à baleine, n'y entre-t-il pas pour quelque chose? Spigellius (*r*) n'a pas craint d'attribuer à cette cause le grand nombre de pthysies qu'on voit régner en Angleterre. Les Médecins ont observé après cet Auteur, que les ligatures multipliées dont on charge les enfans, & surtout les filles, ouvrent la porte à une foule de maux parmi lesquels on peut ranger la phtysie.

Il est encore une autre raison qui explique pourquoi les femmes ont plus de disposition à la pthysie; c'est qu'elles ont voulu imiter les hommes dans tous

(*q*) Aphorism. 9. sect. 5.
(r) De human. corp. fab. lib. 1. cap. 9.

leurs excès; & comme leur tempérament eſt plus foible que le nôtre, il en reçoit des atteintes plus marquées : leurs règles ſe ſuppriment pour l'ordinaire au ſecond période de la phtyſie, pour ne plus reparoître. C'eſt un malheur, il ſeroit à ſouhaiter, lorſque leur fin approche, qu'elles puſſent concevoir : la groſſeſſe eſt un moyen de leur prolonger la vie. De deux femmes pthyſiques au même degré, on peut être ſûr que celle qui deviendra enceinte, portera ſon fruit à terme, tandis que l'autre pourra périr avant ce tems.

Ceux qui ſont nés de parens pthyſiques, portent ordinairement en venant au monde le germe de cette maladie, qui ſe développe plus ou moins vîte, en raiſon du concours des diverſes circonſtances de la vie. Elle a cela de commun, avec bien d'autres maladies, qu'elle ſe tranſmet par héritage.

Sic patrum in natos veniunt cum ſemine morbi.

Il y a quelques années que M. Louis fit une diſſertation pour prouver qu'il n'y a point de maladies héréditaires. Mais le raiſonnement ne tient point contre l'expérience : elle ne nous prouve que trop cette fatale vérité.

Ceux qui par état ou par inclination, sont continuellement auprès des pthysiques, contractent une disposition à cette maladie : car elle est contagieuse. Ainsi les femmes des maris pthysiques, le deviennent presque à coup sûr, & *vice versâ*

Un son de voix aigu ou rauque, est un de ces indices de la pthysie, qui trompent rarement. Il importe peu que nous l'ayons apporté en naissant, ou qu'il soit venu accidentellement. Dans le premier cas, il annonce une foiblesse naturelle du poumon ; dans le second, une obstruction, un engorgement, ou un autre dérangement quelconque de ce viscère.

Les bossus, ceux qui ont la poitrine applatie, ou quelqu'autre vice de conformation dans cette cavité, sont plus sujets à la pthysie que les autres hommes : la raison en est bien simple ; on doit la déduire de la gêne qu'éprouve le poumon.

Morton (s) met encore au nombre des signes qui doivent faire craindre

---

(s) Loco cit.

cette maladie, la blancheur de la peau, une constitution maigre, la mollesse des chairs, les accès de passion hystérique, hypocondriaque &c. Ces signes ne sont pas constans : les Auteurs en donnent beaucoup d'autres; nous laissons le soin aux Praticiens d'en fixer la valeur. Tels sont la pâleur du visage, la rougeur circonscrite des pommettes, l'allongement de la tête, l'excavation trop profonde du palais, la pâleur des gencives, l'arrangement irrégulier des dents, la longueur du col, &c.

Bennet a observé (*t*) que la pthysie survenoit assez souvent après l'amputation des membres. Les humeurs qui avoient coutume de s'y distribuer, obligées alors de refluer à l'intérieur, se jettent sur le viscère qui leur offre le moins de résistance : le poumon étant le plus foible de tous, comme je l'ai déja dit au chap. de la Pleurésie, il s'y forme des stases, des engorgemens, des inflammations dont la pthysie est la suite.

Il est encore d'observation que ceux qui rendent une grande quantité de crachats, sont particulièrement enclins

---

(*t*) Bennet, theat. tabid. pag. 110

à la pthysie. Cette expuition annonce un abord considérable d'humeurs vers le poumon ; lequel ne peut avoir lieu, qu'en conséquence de l'atonie de ce viscère. Hippocrate & les anciens ne connoissoient que deux causes de la pthysie, le catharre & le crachement de sang.

Ils pensoient que dans le catharre, il se faisoit un écoulement de pituïte du cerveau au poumon ; laquelle se fixant sur cet organe, acquéroit de l'acrimonie & causoit un ulcère.

A ces deux causes, on en ajouta dans la suite une troisième. C'est l'empyème. Chez les Anciens, ce mot avoit une signification bien plus étendue que parmi nous. Il désignoit une collection de pus dans une partie quelconque.

Tous les Observateurs avouent d'un commun accord, que les maladies suppurées de la poitrine, dégénerent aisément en pthysie : il n'est même pas nécessaire que le foyer du pus se trouve dans le thorax, comme il sera dit ci-après.

Le nombre des causes da la pthysie a bien augmenté. Il est connu & prouvé que cette maladie peut être produite par la ſuppreſſion d'une évacuation accoutumée & néceſſaire, des règles, par exemple, des lochies, des vieux ulcères, &c.

Perſonne n'ignore combien il ſeroit dangereux de sècher un cautère établi depuis long-temps. La nature habituée à cet égout, y détermine les humeurs ſurabondantes de notre corps: il ſeroit donc très-périlleux de leut fermer cette iſſue. nous ne manquons pas d'obſervations qui font voir que la pthiſie a ſuivi de près des imprudences de cette eſpèce (*u*).

Une autre cauſe des plus communes de la pthyſie, dans les grandes villes, c'eſt la ſuppreſſion de la ſueur des pieds, des aiſſelles, des aînes, à laquelle les perſonnes graſſes ſont fort ſujettes. Comme ces évacuations ont une odeur déſagréable, & qui frappe d'abord l'odorat, les femmes n'ont rien tant à cœur que de les arrêter: il n'eſt pas de remèdes qu'elles ne faſſent pour cela; elles réuſſiſſent enfin, mais qu'arrive-t-il? la voix devient rauque, la poitrine ſe prend, & elles périſſent pthyſiques. On ne ſe per-

(*u*) Des maladies qu'il eſt dangereux de guérir. *Raymond*.

ſuaderoit pas d'abord qu'une cauſe ſi légère pût donner lieu à un mal auſſi grave: Rien n'eſt cependant plus vrai & les Médecins n'y font preſque pas d'attention.

Les paſſions de l'ame, ſur-tout la triſteſſe & la crainte, peuvent être regardées comme des principes éloignés de cette maladie. L'action marquée qu'elles ont ſur les nerfs, le trouble qu'elles occaſionnent dans les digeſtions, ſuffiſent pour faire entendre leur manière d'agir. Il faut ranger dans cette claſſe, les fortes contentions d'eſprit, les études trop long tems continuées.

C'eſt pour cette raiſon qu'on voit ſi ſouvent mourir d'affection au poumon, les perſonnes de cabinet. Il faut pourtant convenir qu'on a trop donné aux travaux de l'eſprit. Il eſt une autre cauſe bien ſenſible qui a échappé à la ſagacité des Obſervateurs : cette cauſe eſt la poſition de ces gens-là. On les voit ſe pancher beaucoup ſur leur bureau, lorſqu'ils écrivent : le bord de la table comprime la partie inférieure de la poitrine, & en altère ainſi les fonctions.

Cette idée n'eſt point chimérique : je parle d'après l'expérience d'un de mes amis. Comme la foibleſſe de ſa vue, l'avoit forcé pendant l'ong-tems à ſe courber lorſqu'il écrivoit, il avoit contracté une douleur fixe à la région de l'eſtomac, & une légère difficulté de reſpirer. Il craignit les ſuites de cette infirmité, & chercha les moyens de les prévenir. Il a eu le bonheur de réuſſir, en ſe ſervant de lunettes qui lui permettent d'écrire ſans ſe pencher. Depuis ce tems, il reſpire ſans peine, les digeſtions ne ſont plus troublées, il jouit d'une ſanté qu'il n'eut jamais pu recouvrer, avec tous les remèdes, s'il eût continué à garder, en écrivant, la poſition gênante à laquelle les myopes ſont forcés.

Etmuller rapporte que les vents aigres produiſent beaucoup de pthyſies dans la Province de Moravie, en formant des concrétions dans le poumon. On lit dans la diſſertation de M. de Sault une obſervation qui confirme bien celle d'Etmuller. » Une Demoiſelle bien portante, mais qui prenoit de jour en » jour plus d'embonpoint qu'elle n'au» roit deſiré, ſe mit dans la tête de le » diminuer. Elle s'informa de tous côtés » des moyens les plus efficaces, pour

» la conduire à son but. Quelque ame » charitable lui conseilla de boire cha» que matin, un verre de vinaigre. L'a» vis fut exécuté ; l'embonpoint dimi» nua ; mais la Demoiselle devint pthy» sique & mourut. A l'ouverture de son » cadavre, on trouva le poumon farci » de tubercules.

Cartheuser (*a*), en parlant de la vertu fondante du vinaigre, n'oublie pas de prévenir sur les suites funestes de ce remède. Le marasme & la pthysie sont celles dont l'Auteur menace ceux qui abuseront de cette liqueur.

Vanhelmont observe que les vapeurs de l'acide vitriolique & nitreux ont quelquefois occasionné la pthysie (*b*). Cet effet dépend encore de la coagulation des sucs opérée par les vapeurs acides.

Il se forme des *calculs* aux poumons, comme à la véssie & aux reins. Rien n'est plus commun que d'en voir rendre en toussant. Lorsqu'ils sont d'une figure inégale & raboteuse, ils ne sauroient passer dans les bronches, sans déchirer

(*a*) Fundam. mat. medic.
(*b*) Oper. pag. 200.

quelque vaiſſeau : auſſi voit-on qu'ils produiſent le plus ſouvent une hémophtyſie aſſez violente à laquelle la pthyſie ſuccéde bientôt. Bennet a remarqué que cette eſpèce étoit du plus mauvais caractère (*c*) : *Phtyſici*, dit cet Auteur, *quibus pulmones, ob lapidum & oſſium inæqualium innaſcentiam, lacerati fuere, deploratiſſimi.*

Ce fait s'explique ſans peine. Nous ſavons qu'à l'habitude du corps, les plaies avec lacération de chairs, ſont celles qui fourniſſent la ſuppuration la plus abondante, & qui ſe cicatriſent le plus difficilement. Qu'on faſſe l'application de cette théorie au cas préſent, & l'on verra qu'elle s'accorde avec l'expérience.

Willis qui a écrit d'aſſez bonnes choſes ſur la pthyſie, croit (*d*) que la dégénéreſcence du fluide nerveux ſeule, & ſans complication d'aucune autre vice, peut cauſer la pthyſie. Les preuves qu'il en apporte, ſont purement hypothétiques, & paroiſſent ſaiſies à la pointe de l'imagination. C'eſt pourquoi

(*c*) Bennet, theat. tabid. pag. 100.
(*d*) Pharmaceut. ration.

peu de Médecins adoptent son sentiment. Celui de Morton qui admet une altération générale des liquides pour principe de la pthysie, n'est pas renfermé dans des limites assez étroites (*e*). Morton lui-même a vu des vomiques qui couvant dans les bronches, dégénéroient en pthysie. Cette espèce, au rapport de Willis (*f*), est moins funeste, parce que le kiste étant plein, la matière sort par la voie des crachats, sans être repompée dans la masse du sang qui, par ce moyen, n'est point inficiée.

Les écrouelles sont mises avec raison, au nombre des causes de la pthysie. Les gens de l'art n'ignorent pas qu'il y a dans les viscères des écrouelleux, des petites tumeurs semblables à celles qui se montrent à l'extérieur; qu'elles s'enflamment & s'abscédent quelquefois. Mead (*g*) a observé que ceux qui avoient eu les écrouelles dans leur bas âge, étoient ensuite singulièrement exposés à la pthysie: & les Médecins Allemans nous apprennent que dans le Nord, cette ma-

(*e*) Morton, de pthysi, p. 36.
(*f*) Loco sup. cit.
(*g*) Mead, præcepta & monita.

ladie eſt preſque toujours fomentée par un vice ſcrophuleux.

L'acrymonie du ſang peut auſſi produire la pthyſie ; les faſtes de la Médecine ſont remplis de faits qui prouvent cette vérité. L'art a quelquefois prévenu & même guéri cette eſpèce, en faiſant une révulſion ſalutaire de cette humeur acre, à la ſurface du corps. Bennet rapporte qu'il a vu dans ce cas, pluſieurs perſonnes auxquelles il a ſauvé la vie par ce moyen ; il cite entr'autres, un Marchand de Londres, réduit dans l'état le plus affreux, & qui portoit à la main & aux pieds, des ulcères rongeans, d'où découloit une humeur ſaineuſe très-cauſtique qui n'avoit point encore attaqué le poumon (*h*).

Les vapeurs du charbon portent particulièrement à la poitrine : les Villes où l'on s'en ſert beaucoup, abondent en pthyſiques. C'eſt pour cette raiſon qu'il y en a tant à Londres, & que les Maréchaux ferrans, les Serruriers, les Taillandiers, &c. en un mot, tous les Ouvriers qui forgent le fer, y ſont très-expoſés. Elle commence dans cette

(*h*) Theat. tabid.

ſorte de gens, par une toux sèche qu'on néglige. Le mal fait cependant des progrès rapides; l'on mande enfin le Médecin, quand il n'y a plus de remède.

L'air des environs de la mer, ſurtout lorſque le Pays eſt plat & marécageux, eſt très-propre à engendrer la pthyſie. On croit que cela s'opère, parce que le fluide eſt chargé d'exhalaiſons ſalines. Cette opinion ne paroît guères fondée; la raiſon en eſt qu'on ne voit aucune pulmonie, ni aucune toux, dans certaines plages de la nouvelle Ruſſie & de la nouvelle Angleterre (*i*). Mais à quelle altération particulière de l'air faut-il attribuer cet effet? Nous n'en ſavons rien. Nos connoiſſances ſur les vices de ce fluide ſont trop peu avancées, pour qu'on puiſſe donner une raiſon ſolide de ce fait.

Le commun des hommes ne penſe pas que l'air puiſſe pécher par trop de pureté, rien n'eſt cependant plus vrai. M. de Bordeu a déja remarqué que l'air dépourvu des émanations des animaux & des plantes, que cet Auteur appelle

(*i*) Syden. proceſſ. integ. pag. 530.

ſi ingénieuſement *air vierge*, doit être compté parmi les cauſes des écrouelles (*k*). Henſter avoit dit avant M. de Bordeu, que l'air ſans vapeurs ne convenoit pas plus à l'homme, que l'eau pure aux poiſſons de mer (*l*). J'oſerois preſque aller plus loin que ces deux Médecins, & avancer que cet air peut produire la pthyſie, fondé ſur une obſervation qui ſemble mettre ceci hors de doute. Un de mes freres, jouiſſoit de la meilleure ſanté, lorſqu'il alla faire un voyage dans un Pays montagneux & fort aride. Quoiqu'il n'y eût demeuré que quinze jours, il en rapporta une toux vive & sèche qui, dans quatre mois, le conduiſit au tombeau, avec tous les ſymptômes d'une pulmonie confirmée.

Après avoir détaillé les cauſes de la pthyſie, je vais paſſer à l'examen de ſa nature & de ſon ſiège. Le plus grand nombre des anciens Médecins la faiſoient dépendre d'un ulcère au poumon, imaginé ſans doute à cauſe de l'abondance des crachats. L'ouverture des cadavres confirma cette opinion ; & il

(k) Prix de l'Acad. Roy. de Chir. tom. 3 p. 56.
(l) De morb. varioloſ.

n'en fallut pas davantage pour la faire adopter de tout le monde. On étoit si persuadé que la pthysie ne pouvoit exister sans ulcère au poumon, qu'on le fit entrer dans la définition de cette maladie. En vain lisoit-on dans Hippocrate : *ægrotabant macilenti citrà pulmonum ulcus* (*m*). L'autorité de ce grand Maître ne parut pas devoir l'emporter sur l'observation.

Willis est le premier qui ait osé attaquer une erreur respectable par son anciénneté. Ayant ouvert plusieurs cadavres de Pthysiques, sans trouver d'ulcère aux poumons, il a changé la définition de cette maladie; & au lieu de dire avec ses prédécesseurs : *quod sit totius corporis intabescentia ab ulcere pulmonis*, il a dit : *meliùs definitur, totius corporis intabescentia à malâ pulmonis conformatione orta* (*n*).

On lit dans Riviere (*o*) des observations conformes à celles de Willis. Ces deux Auteurs n'ont souvent vu dans les poumons des Pthysiques, qu'un amas de tubercules cruds. D'après ces

(*m*) Epidem. lib. 1,
(*n*) Loco pluries cit. part. 2. sect. 1. cap. 6.
(*o*) Prax. med.

autorités, & bien d'autres dont il sera fait mention plus bas, M. Desault a cru pouvoir avancer que la véritable & unique cause de la pthysie, étoit les tubercules du poumon. Ce Médecin a eu tort d'étendre cette cause à tous les cas particuliers possibles : il eût beaucoup mieux fait de la restraindre dans de justes bornes.

En effet, on ne peut disconvenir que ces tubercules ne se rencontrent très-souvent. Sennert qui a recueilli les opinions des anciens, a composé un chapitre entier de *tuberculis pulmonis* (*p*). Morton lui-même qui pense là-dessus comme les anciens, n'a disséqué aucun cadavre de Poumoniques, où il ne les ait constamment trouvés. Il n'est presque pas de page dans son livre où il n'en parle. Bonnet rapporte (*q*) plusieurs observations où ils ont été reputés pour la véritable cause de la pthysie. Enfin, Valsalva, Morgagni (*r*), M. Lieutaud (*s*) & beaucoup d'autres

(*p*) Sennert. lib 2. part. 2 cap. 8.
(*q*) Anat. pract lib 2. sect. 7.
(*r*) De sed. & caus morb.
(*s*) Hist. Anat. med.

Anatomiſtes ont apperçu maintes fois ces tubercules.

Il eſt bien clair que l'ulcère du poumon n'eſt que ſecondaire, & qu'il ne paroît ordinairement qu'au ſecond état de la maladie; que les anciens avoient pris l'effet pour la cauſe, & que les modernes qui les ont ſuivis, ſont tombés dans la même erreur qu'eux. Mais eſt-on en droit de conclure de-là que ces tubercules exiſtent toujours? non ſans doute: ce ſeroit une erreur preſque auſſi grave que celle que je viens de relever.

Bonnet (*t*) ne trouva dans un Pthyſique, que les poumons attendris, & ſans ulcère. Sydenham a très-ſouvent fait la même obſervation ſur tous les Poumoniques du Briſtol, qu'il a eu occaſion d'ouvrir (*u*). M. de Haën (*x*) a vu les poumons ſains & entiers à des Pthyſiques dans leſquels on ſe ſeroit attendu à les trouver conſumés, vû la quantité énorme de crachats qu'ils avoient rendus, pendant leur vie. Ce dernier fait prouve encore que cette maladie n'eſt

(*t*) Loco cit. pag. 96.
(*u*) Proceſſ. integ. pag. 534.
(*x*) Rat. med.

pas tellement appropriée à la poitrine, qu'elle ne puisse bien résider ailleurs ; même dans une partie très-éloignée.

J'ai dit plus haut, que les Pthysiques crachoient quelquefois des calculs : on sait avec quelle facilité ces concrétions se forment dans le poumon ; elles suffisent seules, pour donner la pulmonie, sans qu'il soit besoin de supposer de tubercules : & cette espèce, comme on l'a vu, est du plus mauvais caractère, par le délabrement affreux que ces calculs font en sortant.

Tout ce qui pourra donner naissance à ces calculs, doit donc être évité avec le plus grand soin. Une atmosphère pulvérulente est, on ne peut pas, plus pernicieuse ; c'est pourquoi les Tailleurs de pierre, les Plâtriers, les Meûniers, les Perruquiers, &c. sont si exposés à la maladie dont il s'agit. Par la même raison, il n'est pas prudent d'habiter dans des chambres nouvellement recrépies ; l'air qu'on y respire est chargé de particules terreuses qui ne peuvent que blesser le poumon. Je connois une jeune personne qui, pour avoir commis cette imprudence, est attaquée d'un crachement de sang qui revient par intervalles, &

d'une toux continuelle: ce ſont ſans doute les précurſeurs d'une pthyſie confirmée. Il y a une eſpéce de pthyſie produite par un ulcère de la trachée-artère, qu'il ne faut pas confondre avec la pthyſie ordinaire, parce qu'elle ſe guérit avec plus de facilité. Voici ſes caractères diſtinctifs.

La reſpiration n'eſt point auſſi gênée que dans l'autre; les crachats ſont moins abondans, & la douleur que les malades éprouvent, eſt fixée au fond du goſier. C'eſt d'après ces ſignes, que Morgagni (z) oſa, dans ſa jeuneſſe, ſe charger du traitement d'un Pthyſique que tous les Médecins avoient regardé comme deſeſpéré. L'évènement juſtifia ſa hardieſſe, & la guériſon radicale de ſon malade, lui fit un honneur infini.

Cette eſpèce de pulmonie n'eſt pas une nouvelle découverte, comme on pourroit le penſer. Hippocrate l'a décrite avec cette vérité qu'on reconnoît dans tous ſes tableaux (&). Les moyens curatifs ſur-tout y ſont très-bien expo-

(z) Loc. plur. cit. litt. 22. art. 27.
(&) De morb. lib 2.

ſés

ſés. Le lait & les autres adouciſſans conviennent beaucoup dans ce cas, & il eſt de la dernière importance que le malade évite l'air froid, le vent & le ſoleil. C'eſt à l'exécution rigoureuſe de ce précepte d'Hippocrate, que Morgagni doit le ſuccès qu'il a eu. Il faut encore que le malade parle peu. Actæus (*a*) conſeille, dans ce cas, de mettre, pendant la nuit, la tête dans une poſition plus déclive que le reſte du corps, de peur qu'il ne découle quelque choſe de la gorge, dans la trachée-artère.

Dans le premier degré, les crachats des Pthyſiques ſont inſipides ou douceâtres: ce n'eſt qu'au commencement du ſecond, qu'il s'y mêle un léger goût d'amertume, qui dépend de la bile. Cette humeur ne pouvant ſe filtrer dans le foye, à cauſe des obſtructions qui s'y forment, l'amertume va en augmentant, & ne diſparoît que pour faire place à une qualité plus mauvaiſe encore; je veux dire, à la puanteur des crachats. Il s'en faut bien cependant que ceci ſoit conſtant; il n'eſt pas rare de voir les crachats ſalés & même amers

(*a*) Med. letrabib. ſerm. 1.

dès le premier degré ; quelquefois au contraire, ils sont d'une douceur fade dans le progrès du mal, même étant mêlés avec du pus. C'est un fort mauvais signe, selon la remarque de Bennet : les malades perissent ordinairement dans trois ou quatre mois.

Cet Auteur pense, avec raison, que la mort de ces malades est causée par l'excès de leur maigreur, & non par l'ulcère de leurs poumons. En effet, il est hors de doute que c'est le suc nourricier qui, sortant avec les crachats, leur communique la douceur qu'ils ont. Ce qui acheve de confirmer cette vérité, c'est que si l'on expose ces crachats au feu, ils prennent, comme le suc nourricier, la consistance d'une gélée blancheâtre.

Les crachats de la meilleure qualité, sont ceux qui n'ont aucun goût. On a observé que les Pthysiques qui les rendent tels, dépérissoient plus lentement que les autres, toutes choses égales d'ailleurs.

Mais quand les crachats ont de l'odeur, ils sont d'un très-mauvais augure, puisqu'ils annoncent au moins un commencement de putréfaction. Cependant Bennet a très-judicieusement fait observer que ces crachats n'annonçoient pas toujours une mort certaine (*b*). Qui est-ce qui ignore en effet que le sang le plus pur se pourrit promptement, dès qu'il cesse de circuler ? Combien de personnes saines, mouchent le matin en se levant une morve puante, parce qu'elle a séjourné dans le sinus ? Doit-on être surpris après cela que le pus se corrompe dans un viscère aussi chaud & aussi humide que le poumon, où d'ailleurs l'air a un libre accès.

Les Praticiens ont vu nombre de sujets qui crachant des matières très puantes, ne laissoient pas de vaquer à leurs affaires. M. Wanswieten en rapporte un exemple frappant (*c*). C'étoit un jeune homme dont les crachats, principalement ceux qu'il rendoit le matin, répandoient une odeur si infecte, qu'il ne pouvoit la supporter lui-même, quoique naturellement peu délicat. Cela n'empêcha pas ce jeune homme de vivre encore pendant deux ans, sans être obligé d'interrompre ses occupations.

(*b*) Bennet, theat. tabid. pag. 44.
(*c*) tom. 4. aphor.

C'eſt dans le tems de la puanteur des crachats que la pthyſie eſt plus contagieuſe. Il faut n'entrer dans la chambre des malades, que le plus rarement qu'il eſt poſſible, y reſter peu & ſe tenir éloigné d'eux. Les Médecins ſe ſont apperçus de tout tems que la pulmonie pouvoit ſe contracter par contagion. Galien ſurtout fait ſentir avec force le danger qu'on court, en habitant avec des malades de cette eſpèce (*d*). Le pthyſique dont parle Wanſwieten infecta ſa ſœur & ſa ſervante qui l'avoient aſſiſté juſqu'à la mort. Si donc l'on trouve dans les Auteurs peu de relations d'ouvertures de pthyſiques, n'en cherchons la cauſe que dans la crainte qu'ils avoient de prendre cette maladie.

Le défaut de puanteur dans les crachats ne doit pas tout-à-fait raſſurer ſur le danger de la contagion: l'haleine des malades, leur tranſpiration même ſont dangereuſes. Une femme pthyſique ſur le bord du tombeau, ayant donné à ſon mari un baiſer au menton, la barbe lui tomba préciſément à l'endroit où elle avoit appliqué ſes lèvres, quoi-

(*d*) De febrib. tit. 1. cap. 3.

qu'elle crût aux environs, comme auparavant. Heureusement pour l'homme, ce fut là que se bornerent tous les mauvais effets de l'haleine de sa femme; il vécut très longtems, sans être attaqué de la poitrine.

Quant aux habits des pulmoniques, je pense que le parti le plus sage est de les brûler. J'ai connu un jeune homme qui, pour avoir porté ceux d'un pthysique, avoit contracté une toux sèche qui n'annonçoit rien de bon pour l'avenir.

Il n'est pas prudent d'habiter tout de suite la chambre dans laquelle les pthysiques sont morts. Il faut au moins mettre un intervalle de trois mois, & ouvrir chaque jour, depuis le matin jusqu'au soir, les fenêtres de l'appartement. ces précautions sont indispensables pour quiconque veut éviter la contagion.

Les Médecins sont dans l'usage de jetter sur des charbons ardens les crachats des pulmoniques, persuadés que s'ils sentent mauvais, c'est une preuve certaine que la mort approche. Rien n'est plus illusoire que cette épreuve. Il est certain que les crachats même des personnes les plus saines, répandent de l'odeur, lorsqu'on les brûle : ainsi on ne peut en rien conclure pour le prognostic. La puanteur qui s'en exhale ne pourroit donc servir tout au plus que de point de comparaison, pour déterminer le degré de putréfaction qui s'est faite dans toutes les humeurs. D'ailleurs cette expérience est pleine de dangers : les crachats en se réduisant en vapeurs, se répandent dans la chambre, en infectent l'air, & passent dans les poumons de ceux qui s'y trouvent.

Rien n'est aussi plus ordinaire, que d'entendre dire dans la pratique : *Voilà des crachats purulens*. Mais ceux qui tiennent ce langage ignorent donc que l'art ne possede encore aucun signe certain, pour distinguer ceux qui sont purulens, d'avec ceux qui ne le sont pas ? les moyens qu'on nous a donnés comme infaillibles, pour s'assurer de leur qualité, n'ont rien de bien solide. Le pus, dit-on, differe de la pituite ou de la matière des crachats, en ce qu'il est d'une couleur cendrée, & que celle-ci est blanche ; en ce que le pus est au moins un peu fétide & que les crachats ne le sont pas ; enfin en ce que, si on jette le pus dans l'eau, il perd sa *cohésion*, & se divise en floccons, ce qu'on ne voit point arriver aux crachats. Je prie les Auteurs de cette opinion de concilier ces deux derniers caractères du pus, avec ce qu'en dit Arétée.

Le pus, dit ce sage Observateur, est épais & sans odeur, *glutinosum & odore carens* (*e*). La couleur cendrée ne lui est pas plus essentielle : Hyppocrate n'en parle pas, & n'exige du pus, pour qu'il soit bon, d'autres qualités que celles-ci, *album*, *leve*, *æquale*

La poumonie est fâcheuse dans tous les âges ; mais on a observé que les enfans en revenoient plus aisément que les adultes, quoiqu'ils aient une fièvre lente, une toux assez forte, & que l'émaciation soit générale.

Cette maladie fait, toutes choses égales d'ailleurs, des progrès plus lents chez les vieillards que chez les jeunes gens.

Les fréquentes hémorragies du nez, pourvu qu'elles soient médiocres, sont salutaires aux pthysiques, & prolongent leur vie.

Malheur aux filles nubiles, si la pthysie les prend sur le point d'être réglées pour la premiere fois. Sa marche est rapide

(*e*) De caus. & not. diuturn. affect. lib. 1. cap 9.

alors, & les conduit en peu de tems au tombeau.

Quand la couleur des joues est plus vive d'un côté, on prétend qu'on peut assurer que le poumon de ce côté est affecté. Cela est vrai en général; mais le lieu de la douleur est un signe bien plus constant.

La mort des pthysiques est souvent déterminée par une hémorragie considérable: cela ne doit pas surprendre, à cause de l'ulcère qui ronge leur poumon.

Pour traiter méthodiquement la pthysie, il faut la distinguer en deux états: le premier est l'inflammation du poumon; le second est l'ulcère de ce viscère. On sent bien que dans le premier cas, la cure doit être antiphlogistique. Les petites saignées fréquemment réitérées sont très-convenables: on en a vu l'effet le plus heureux (*f*).

La quantité de sang qu'on a coutume de tirer, varie depuis quatre, jusqu'à huit onces, & l'intervalle entre chaque saignée, est d'une semaine: on les diminue quelquefois, lorsque les circonstances paroissent l'exiger. Il est remarquable

(*f*) Observat. sur les maladies des arm. tom. 1.

que les malades ne sont jamais si soulagés la première nuit après la saignée que la seconde ou la troisième.

Il ne faudroit cependant pas que cette méthode devint trop générale, elle exige bien des restrictions qui doivent être tirées des circonstances. Quelquefois l'ouverture de la veine trouve des oppositions de la part du malade, de ses parens, & surtout des Médecins appellés en consultation. Pour lors on peut proposer les ventouses scarifiées, elles suppléent merveilleusement à la saignée.

Le vésicatoire entre les deux épaules n'est pas moins souverain dans le premier degré de la pulmonie, que dans les maladies inflammatoires de la poitrine. Baglivi a beau le regarder comme un poison, il n'avoit puisé, sans doute, cette crainte du vésicatoire dans la prhisie, que dans une théorie dont le Docteur Whitt a mis la fausseté dans la plus grande évidence (g).

Ce Médecin n'est pas le seul qui se soit bien ttouvé de l'usage des vésicatoires. Tous ceux qui ont eu le courage de les essayer, se sont félicités de leurs tentati-

(g) Transact. phil. tom. 2. an. 1758

ves. Je connois plusieurs Médecins de la plus haute réputation qui ne bornent pas l'application du vésicatoire au premier degré de la pthysie ; Morton lui-même le recommande : il est surprenant qu'après une telle autorité, Baglivi (*h*) se soit déclaré si ouvertement contre ce remède.

La boisson des pulmoniques dans le premier état dont nous venons de parler, doit être rafraîchissante, & légérement résolutive. Il est bon d'y jetter quelques gouttes d'acide vitriolique, ou ce qui est encore préférable, quelques tranches de limon. Un hydrogala fait avec parties égales de lait & de décoction d'orge, & assaisonné avec du sucre, est très-agréable, & peut servir en partie de nourriture. Une décoction de pain édulcorée avec les fruits de la saison, ou avec leur gelée, convient assez : les farineux, les crêmes de riz, de gruau, de sagou, sont très-avantageuses.

Le second état de la pulmonie, c'est l'ulcère, ou pour parler plus correctement, l'abscès. Il présente les mêmes indications que l'abscès extérieur, mais elles ne sont pas aussi aisées à remplir,

---

(*h*)

parce que le mal ne se voit pas, que les mains ne sauroient y atteindre, que les topiques ne peuvent pas y être appliqués immédiatement, & que le poumon est dans un mouvement continuel.

Le premier objet qu'on doit se proposer, est de procurer l'expulsion de la matière purulente : les bronches sont la voie la plus commode & la plus sûre ; celle par conséquent que l'on doit préférer. Tous les béchiques conviennent dans ce cas. Il y a cependant un choix à faire selon la qualité du pus. S'il est trop séreux, trop âcre, & qu'il faille lui donner de la consistance, les décoctions de jujubes, de capillaire, de pariétaire, de pied-de-chat, de scabieuse, de bouillon-blanc, de tussilage, &c. conviennent. Si au contraire, le pus péche par trop de cohérence & de ténacité ; ce qu'on connoît par l'épaississement des crachats, & les efforts que le malade fait pour les rendre ; les béchiques incisifs doivent être mis en usage. Parmi ceux-ci nous choisissons le vélard, l'ache, l'hyssope, la camphrée, & surtout l'oximel scillitique, on pourroit aussi donner la teinture autiphtisique suivante.

℞ Sucre de Saturne . . . . ℥ß
Vitriol de Mars . . . . ʒ I
Esprit de vin rectifié . . ℔ I

Faites une teinture à froid.

On conseille encore de faire respirer la vapeur du souffre, des plantes aromatiques brûlées ou bouillies, ou d'habiter un atmosphère qui en soit imprégné. Galien se trouva fort bien d'envoyer les pthysiques à portée du mont Vésuve, afin qu'ils respirassent les vapeurs sulphureuses de ce volcan.

Le séjour des étables est vanté par quelques-uns comme un puissant remède dans quelques cas. Il parut, il y a deux ans, une petite brochure, où l'on tâche de démontrer l'utilité de cette méthode; les observations seules ont droit de l'apprécier; tout ce qu'on peut dire, c'est que peu de personnes voudront s'y soumettre, qu'elle paroît exposée à beaucoup d'inconvéniens, & que jusqu'ici elle n'a pas fait fortune.

Les bons effets que les balsamiques avoient paru produire à l'extérieur, doivent engager à s'en servir dans l'ulcère du poumon. C'est un des remèdes les plus usités de nos jours: cependant ils ne sont point exempts de danger. Tout le monde ſait que les baumes augmentent la chaleur de la fièvre. Bennet a judicieuſément obſervé qu'à l'exception de quelques circonſtances, où il faut échauffer & donner du ton, il étoit prudent de s'en abſtenir, pendant tout le reſte du traitement.

Cette méthode d'adminiſtrer les baumes étoit imparfaite ; on s'en apperçut bientôt. Il eſt inconcevable en effet, que quelques goutes de baume du Pérou ou de la Mecque, noyées dans le ſang, puiſſent lui communiquer une qualité déterſive. Il y avoit un moyen aiſé de les faire parvenir au poumon ; c'étoit les fumigations.

Ce remède eſt fort ancien dans la pthyſie. Avicennes dit qu'on s'en ſervoit de ſon tems (*i*) ; mais il garde un profond ſilence ſur leurs bons ou leurs mauvais effets. Felix Flater va plus loin ; & dit que les fumigations peuvent être utiles (*k*). Cette façon de s'exprimer annonce aſſez qu'il ne les a pas eſſayées,

(*i*) *Quandoque adminiſtrantur in hâc ægritudine (phtiſi) genera ſuffumigationum exſiccantium & mundificantium, quibus fit ſuffumigatio cum trajectoria.* lib. 3. fin. 10 tract. 5. cap, 6.

(*k*) Lib. 1. cap. 5.

& qu'il ne les vante que d'après le raisonnement ou le témoignage d'autrui. Bennet s'étend sur la manière dont on doit les faire. Il faut dit-il fermer avec soin, les fenêtres & la porte, afin qu'il ne se glisse dans la chambre aucun vent coulis : le malade y restera long-tems exposé. Sans ces deux précautions on n'en doit attendre aucun effet avantageux (*l*).

Comme les fumigations dessèchent les voies par où elles passent; Bennet, pour parer à cet inconvenient, étoit dans l'usage de les marier avec les évaporations humides. Il rapporte l'histoire d'un Marchand de Londres qui, à la suite d'une toux invétérée, qui lui avoit occasionné un crachement de sang, eut un ulcère au lobe droit du poumon : l'usage des fumigations & des évaporations le rétablit, & le fit jouir d'une santé parfaite pendant six ans au bout desquels il mourut d'un rhume.

Le même auteur assure avoir guéri, en combinant ces deux méthodes, deux personnes qui crachoient leurs poumons, à la suite d'une pthysie invétérée.

Il a été souvent témoin de la bonté

(*l*) Benner, tabid. theatr.

de ces remèdes, dans les érosions de la membrane interne des bronches.

Mead conseille beaucoup les fumigations. Il est persuadé qu'on peut en retirer de grands avantages, & qu'on a tort de les négliger (*m*).

Cependant leur usage n'est pas à l'abri de tout danger. Il est à craindre qu'elles ne causent des irritations fâcheuses dans les poumons & n'augmentent la toux. Le moyen de prévenir cet effet, est de suivre la méthode de Bennet ou de Wanswieten. Ce dernier n'impregne que successivement l'air de la chambre du malade de vapeurs balsamiques, & s'arrête dès que le patient commence à se sentir incommodé.

On a ensuite proposé le miel comme spécifique dans la pulmonie. C'est pousser la chose un peu trop loin, & avancer une proposition qu'on ne sauroit absolument prouver : le miel remplit à la vérité plusieurs vues à la fois ; il est détersif, antiseptique & nourissant ; mais il n'a point la vertu spécifique de guérir la maladie que nous traitons. Le sucre & surtout le rosat a opéré des effets

(*m*) Monit. & Præcep. med. cap. sect. 10.

plus décisifs que le miel. Plusieurs Praticiens se louent beaucoup de l'avoir employé (*n*).

Avicene surtout l'éleve jusqu'aux nues. Il recommande d'en manger chaque jour autant qu'on pourra, même de le mêler avec du pain. Ce n'est qu'à cette dose qu'on peut, dit-il, se flatter de le voir réussir. Pris de cette manière, le sucre a guéri plusieurs prhysiques désespérés (*o*).

Malgré le témoignage d'Avicenne, il est des Médecins qui ne croyent pas l'usage du sucre aussi sûr qu'on le croit communément. On prétend qu'il peut disposer les poumons au relâchement, même à la gangrène, & l'on appuye cette opinion sur la délicatesse extraordinaire de la chair des cochons qu'on nourrit dans les Isles avec le marc des cannes à sucre.

L'infection des humeurs occasionnée par la résorption du pus, est peut-être le plus grand obstacle à la guérison de la pulmonie. C'est pourquoi de tout temps, les gens de l'art se sont appliqués à la prévenir, ou à la corriger.

Divers remèdes sont propres à pro-

(*n*) Cardan, de curat admtinist. cur. m. Hoffmann, med rat. & systemat. tom. 4.

(*o*) Canon. med. lib. feu. X. tract. 5 cap. 6.

duire cet effet; les acides, les savoneux naturels dont nous venons de parler, & les diaphorétiques légers. Ces derniers paroissent d'abord contre indiqués; cependant administrés par une main habile & d'une manière convenable, ils ont opéré plusieurs guérisons; Marcellus Donatus (*p*) en rapporte un grand nombre très-frappantes.

Personne n'ignore que les abscès au poumon se guérissent souvent par la voie des urines. L'art a imité la nature (*q*) & l'on a donné les diurétiques dans la pthysie; on en a observé de bons effets; mais il paroît que leur manière d'agir n'est pas encore bien connue. Le plus grand nombre des Médecins ne considère en eux que la vertu qu'ils ont de pousser par les urines. Elle est la plus évidente, à la vérité; mais ils en possédent une autre qui n'est pas moins utile que la première, je veux dire, qu'ils sont fondans, désobstruans, apéritifs, & propres par conséquent à résoudre les tubercules du poumon que l'on sait être souvent la cause de la pthysie.

(*p*) De med. hist. mirab. lib. 5. cap. X.

(*q*) Morton, Bagliv. Muret, &c. conseillent beaucoup les apéritifs dans la pthysie.

D'après cette réflexion, M. Desault desiroit qu'on fît usage des sels neutres, du mercure, & surtout des préparations de fer, des eaux minérales ferrugineuses. Il est certain qu'elles peuvent être très-utiles. On lit dans les essais de physique & littéraires de la Société d'Edimbourg (*r*) l'observation d'une pthysie confirmée avec crachats fétides, guérie par leur usage.

Les purgatifs n'ont pas été totalement négligés dans le traitement de la pthisie. Il faut avouer cependant que ce n'est qu'avec beaucoup de circonspection qu'on les a fait prendre. On a craint d'accélerer la diarrhée qui termine ordinairement la carrière des pulmoniques. Le premier degré est le seul où les Praticiens les ayent ordonnés ; encore n'ont-ils permis que les plus doux. Ce ménagement me paroît, j'ose le dire, avoir été porté trop loin. Hyppocrate ne craignoit pas d'ordonner des purgatifs assez violens, tels que les baies de thymelœa ou de thytimale. Il se proposoit sans doute, de faire par là, une révulsion, sans laquelle on ne parviendra jamais à

(*r*) Dissert. sur la p.. isie.

cicatriser l'ulcère du poumon. C'est dans cette vue, que quelques Praticiens abandonnent les adoucissans, pour ne s'attacher qu'aux cautères, aux vésicatoires, aux setons, aux sternutatoires, &c. Qu'on ne conclue cependant pas de ceci, que les purgatifs doivent être administrés dans tous les tems de la pthysie : on ne peut se flatter de les voir réussir, que lorsque le malade a encore toutes ses forces.

Le caractère intermittent de la fièvre qu'éprouvent les pthysiques a dû naturellement faire essayer le quinquina. Morton s'en est servi, & son expérience lui a fait voir qu'on pouvoit en tirer parti. Torti, (*s*) à l'imitation de Morton, l'a mis en usage ; mais sans un succès bien décidé. M. Wanswieten en a vu de plus heureux effets. Il l'a fait prendre pendant long-tems & sous différentes formes, à une fille de condition, qui à la suite d'une hémopthysie étoit tombée dans une fièvre lente avec amaigrissement & crachats purulens. La malade fut parfairement rétablie, quoiqu'elle fût mal conformée de la poitrine. Enfin M.

(*s*) Febr. terap. special.

De Haen a donné avec ſuccès un mélange de Gayac & de Styrax dans une décoction de kina. Malgré ces obſervations, il ne faut pas regarder le kina comme étant d'un uſage général dans la pthiſie; toutes les fois que cette maladie eſt entretenue par des obſtructions préexiſtantes (& cela eſt aſſez commun) il eſt ſage de s'en abſtenir.

Le lait eſt le remède par excellence de la plupart des Médecins, dans la pthiſie. Il remplit éminemment, ſelon eux, toutes les indications que cette maladie préſente & n'exige qu'un léger travail pour être aſſimilé aux humeurs animales. Ce raiſonnement eſt beau; mais la vérité eſt plus belle encore, & la vérité eſt qu'il y a autant d'eſtomachs incommodés par l'uſage du lait, qu'il y en a qui le ſupportent. Rien n'eſt plus commun cependant que de voir ordonner le lait dans la pthiſie, ſans y regarder de ſi près.

Il s'en faut bien cependant que tous les Auteurs ſoient de cet avis. Hyppocrate n'en permettoit l'uſage, que lorſqu'il y avoit peu de fièvre. Bennet ne l'ordonne, que dans le commencement de la pthiſie, & le proſcrit, lorſqu'elle eſt confirmée; par la raiſon que ſi cette liqueur trouve des acides dans l'estomach, elle se coagule, & peut former des obstructions dans les divers couloirs. Que si elle rencontre des liqueurs alkalines, elle se convertit en bile. Cet Auteur rapporte l'histoire d'un Gentilhomme pthisique dont on trouva les premières voies farcies de lait coagulé. Morton n'est aussi rien moins que le partisan du lait. M. de Sault que j'ai cité plusieurs fois, ne fait pas même mention du lait. Fridéric Hoffman, qui au commencement de sa dissertation sur le lait d'ânesse, en fait un éloge si pompeux, semble l'oublier dans sa pratique. Il ne l'a pas ordonné deux fois dans ses consultations sur les maladies chroniques de la poitrine.

M. de Bordeu pere a fait sur le lait des remarques très-judicieuses, & toutes contraires à son usage (*t*). Il me paroît qu'on a dit trop de bien & trop de mal de l'usage du lait, qu'il est des cas où il est bien indiqué; mais qu'il en est aussi d'autres & en plus grand nombre, où il seroit pernicieux. Dans la pthysie tuberculeuse, par exemple, on sait qu'il peut augmenter les concrétions (*u*).

(*t*) Dissert. sur les eaux minérales de Bearn.
(*u*) V. Obser. de med. de Raulin sur la Ptyhsie.

On recommande de faire prendre le lait tout chaud, en ſortant du pis ; quelques Auteurs conſeillent même, comme une choſe de la dernière importance, de le tirer dans un vaſe à goulôt, afin, diſent-ils, de prévenir la diſſipation de l'eſprit vivifiant qu'il contient : quoique l'exiſtence de cet eſprit ne ſoit pas démontrée, cette méthode n'a rien que de bon.

Le lait de femme eſt celui qui a été le plus célèbre à cauſe de ſa grande analogie avec nos organes. Cet avantage, qu'on ne ſauroit lui diſputer, eſt bien contrebalancé par la pente qu'il a à l'alkaleſcence. Car il eſt connu que le lait provenant des carnivores, eſt plus ſujet à ſe corrompre ; que celui des herbivores.

Le lait d'âneſſe tient le ſecond rang ; vient enſuite le lait de Chèvre, de Brebis, & enfin le lait de Vache. Les qualités par leſquelles on diſtingue ces diverſes eſpèces de lait, ne ſont pas bien évidentes. On les a toutes eſſayées, ſans avoir apperçu des différences bien ſenſibles dans leurs bons ou mauvais effets.

Le lait médicamenteux a eu des Panégiristes. On l'obtient en nourrissant l'animal qui le fournit, des plantes propres à combattre les maladies pour lesquelles on l'ordonne. Mais outre que peu de personnes seroient en état de faire cette dépense, il ne paroît pas que les effets de ce lait soient plus merveilleux, que ceux du lait ordinaire.

Les Anciens condamnoient l'exercice du cheval, & le croyant trop fatiguant, ils ne permettoient que les charriots & les voitures. Sydenham, appuyé sur sa propre expérience, regarde l'équitation comme un secours assuré contre la pthysie (*a*). Elle lui a réussi, lorsque tous les autres remèdes avoient été infructueux : & ce n'est pas seulemeut dans le commencement, mais vers la fin des pthisies, puisque le flux de ventre étoit joint aux sueurs nocturnes dans plusieurs de ses malades. Ce Praticien croyoit que le mercure n'est pas plus efficace dans la vérole, ni le quinquina dans les fièvres intermittentes, que l'exercice du cheval dans la pthisie.

Sydenham n'est pas le seul qui ait été le témoin de l'utilité de cet exercice.

(*a*) Epist. ad Guill.

Etmuller en rapporte un exemple remarquable. Un citoyen d'Anchuſe, nommé Augerius Paſſa, vit mourir ſon pere & ſa mere de pthyſie. Sa ſœur aînée fut priſe de la même maladie, & mourut. Deux autres ſœurs qui lui reſtoient, ſubirent bientôt le même ſort: Augerius Paſſa ſe mit à voyager, pour éviter une ſemblable deſtinée, (la ſucceſſion de toute la famille réunie ſur ſa tête, le mettant en état de faire cette dépenſe) & il vint à bout par ce moyen de ſe garantir du mal (*b*).

Il eſt ſurprenant qu'on néglige ſi fort parmi nous une méthode auſſi utile. Deſault s'eſt très-bien trouvé de l'avoir employée, & nous a laiſſé ſur ce ſujet pluſieurs obſervations dont il n'a pas tenu à ſes confreres que nous n'ayons été privés.

Les voitures, au rapport de Sydenham (*c*), ont un ſuccès bien peu inférieur à l'équitation.

La navigation a auſſi ſes avantages, à cauſe des ſecouſſes auxquelles le vaiſſeau eſt aſſujetti : Pline ne l'ignoroit pas.

(*b*) Pag. 290.
(*c*) Loc. cit.

Navigatio

Navigatio, dit ce Naturaliste, *pthisicis utilis est... neque enim Ægiptus propter se petitur, sed propter longinquitatem navigandi* (*d*).

L'air pur & modérément sec, convient aux pthysiques : cela souffre cependant des exceptions. Villis dit avoir vu des sujets pulmoniques qui s'accommodoient mieux d'une atmosphère crasse & remplie de fumée (*e*).

La meilleure regle qu'on puisse établir à cet égard, c'est de faire respirer aux pthysiques un air dont les qualités soient opposées à celles du pays où ils ont contracté la maladie. C'est ainsi que l'air sec de Montpellier & de ses environs est convenable aux Anglois qui ne jouissoient à Londres que d'un air humide & chargé de vapeurs.

Parmi les moyens de guérison de la pthisie, quelques Médecins anciens & modernes en ont vanté un, auquel ils ont attribué des cures surprenantes. C'est de faire coucher les malades avec leurs nourrices, ou avec des jeunes filles bien fraîches, & bien saines. Forestus en rapporte une observa-

(*d*) Hist. nat.
(*e*) Oper. tom. 2. cap. 6. pag. 45.

tion fameuse. (*f*) M. Wanswieten attribue cela à une émanation subtile du corps de ces jeunes filles, qui s'insinue par les pores absorbans, dans le corps du malade épuisé, & le ranime (*g*), au détriment de la jeune personne qui dépérit insensiblement. Il cite, pour étayer son sentiment, l'exemple de David dont on soutenoit ainsi la vieillesse.

Mais, que peut on conclure des observations de cette espèce en faveur des pthysiques ? Est-on bien assuré de cette prétendue émanation ? Quels effets leur a-t-on vu produire ? c'est ce qu'on ne dit pas. Il paroît plus naturel d'attribuer les avantages de cette méthode, si toutesfois elle en a) à des desirs continuellement excités & jamais satisfaits qui agissent comme un *stimulus* ou *cordial*.

Cependant ne seroit-il pas à craindre que ce stimulus n'augmentât la fièvre & la chaleur dans lesquels sont toujours les pthysiques ? d'ailleurs ne seroit-ce pas les exposer à succomber à leurs desirs ? Or on sait que rien ne leur est plus pernicieux que le coït. On en a vu périr dans l'acte même.

(*f*) Observ. med.
(*g*) Comment. in aphor. tom. 1.

S'il étoit question de traiter cette matiere en Théologien, il ne me seroit pas difficile de prouver que cette méthode doit être proscrite. Je n'alléguerai qu'une seule preuve qui me paroît concluante. On sait que la pthysie est contagieuse; cela posé, est il permis, au détriment d'un individu, de chercher à en sauver un autre tel qu'il soit?

Tout ce qui vient d'être dit concerne la cure radicale de la pthysie; quant à la cure palliative, l'opium est regardé comme le principal remède, & plusieurs Médecins le vantent beaucoup; ils ont sans doute des raisons que je n'ai encore pu connoître. J'ai toujours observé qu'à la vérité ce remède calme la toux; mais j'ai vu en même tems que loin de calmer les anxiétés, il les augmentent au contraire. On sait, sans que j'insiste à le prouver, qu'il provoque les sueurs, & qu'il peut supprimer les crachats, ce qu'il est de la dernière conséquence d'éviter.

Quand la diarrhée affoiblit extrêmement le malade, M. Wanswieten s'est bien trouvé de donner quatre drachmes de thériaque dissoutes dans six onces de lait, qu'il fait prendre en lavement; ce moyen a prolongé les jours de plusieurs pthysiques.

Si les crachats venoient à être supprimés, on pourroit donner l'extrait de cascarille & de kina.

Lorsque le malade est affoibli par des sueurs colliquatives, Pringle (*i*) fait prendre le lait coupé avec l'eau de chaux : la décoction de sauge est aussi très-bonne; mais il n'est rien audessus de l'air froid & du ventilateur.

Le régime est si essentiel dans la pthysie, que sans son secours on ne peut se flatter de conserver long-tems son malade: les alimens doivent être légers, proportionnés à l'état de la maladie, aux forces du malade, & aux pertes qu'il fait.

Dans les commencemens on doit eviter une trop grande quantité de chile qui causeroit de nouveaux embarras au poumou. A mesure que les forces diminuent, que le malade s'épuise par les sueurs & la diarrhée, on doit ordonner les analeptiques combinés avec de légers cordiaux.

(*i*) Observ. sur les malad. des arm. tom.

DE LA PTHISIE VÉNÉRIENNE.

DE tous les accidens que la vérole peut causer, il n'en est guères de plus fâcheux que la pthysie: elle est plus commune qu'on ne l'imagine; & d'autant plus à craindre, que les malades, les femmes sur-tout avouent très difficilement, qu'elles ont eu des maladies vénériennes, & qu'on ne peut rien établir de certain, sans un aveu sincère du commerce qui peut y avoir donné lieu.

La marche de cette maladie est plus lente que celle de la pthysie ordinaire. On a vu des malades la porter des années entières. Elle est plus souvent tuberculeuse, accompagnée de toux sèche, d'une difficulté de respirer assez grande, & presque point de fièvre.

On présume que la pthysie est vénérienne, lorsque la toux, la difficulté de respirer, & la maigreur ont succédé à quelques accidens vénériens maltraités, si le malade est d'ailleurs bien conformé & d'une bonne constitution.

La pthysie vénérienne est la moins

dangereuſe de toutes : on la guérit, quoique dans un degré fort avancé.

Pour traiter cette maladie, il faut avoir recours au mercure ; mais on doit l'adminiſtrer avec le plus grand ménagement. Les bains ſont ici contre-indiqués. On y ſupplée par des boiſſons & des lavemens ; des petites ſaignées faites de tems en tems, ſont très néceſſaires.

On mettra le malade au lait, pour toute nourriture ; dans la journée, on en donnera quelques verres coupés avec les bois.

Après les préparations indiquées, on donnera les frictions, en mettant un intervalle de pluſieurs jours, entre chacune d'elles ; & pour éviter la ſalivation, on ne les fera que ſur les extrémités inférieures : en un mot, on traitera la maladie par la méthode de *l'extinction.*

On ſent bien, par ce que j'ai dit, que le traitement ſera long : le malade s'armera de patience ; la tranquillité de ſon ame influera ſur le ſuccès des remèdes.

Si les forces du malade le permettent, on purgera de tems en tems, on fera même très-bien d'établir un ou deux cautères aux bras ou aux jambes; & l'on ne permettra qu'ils se ferment, que long tems après la guérison: il est aussi avantageux de continuer quelque tems la diéte blanche.

FIN.

NOUVELLE

MÉTHODE

DE RECONNOÎTRE

LES MALADIES INTERNES

DE LA POITRINE

*PAR la Percuſſion de cette cavité ; traduite du latin d'*AVENBRUGGER*, Docteur en Médecine, Médecin ordinaire de la Nation Eſpagnole dans l'Hôpital Impérial, à Vienne en Autriche.*

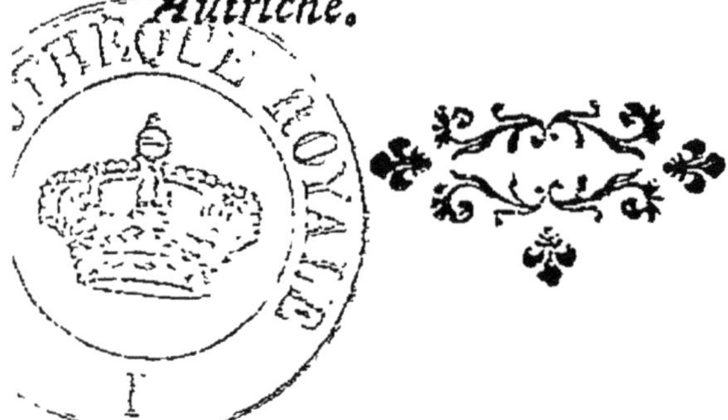

A PARIS,

Chez HUMAIRE, Libraire, rue Marché-Pallu, vis-à-vis la Vierge de l'Hôtel-Dieu.

1770.

PRÉFACE
DE L'AUTEUR.

VOici, mon cher Lecteur, une nouvelle Méthode, pour reconnoître les maladies de Poitrine : elle consiste dans la percussion de cette capacité, & à tirer certaines conséquences des différentes especes de son que cette percussion produira. Voilà le mystere de ma découverte.

La demangeaison (si commune) de s'annoncer pour Auteur, ou d'enfanter des systêmes, n'est point le motif qui me détermine à donner au Public le fruit de mes expériences, répetées, digérées & meuries, pendant sept ans de pratique.

J'ai prévu qu'en publiant cet Ecrit, je trouverois des difficultés à chaque pas. Je sai que les traits de l'envie, de la haine, de la médiſance & de la calomnie n'ont jamais épargné ceux qui ont enrichi les arts ou les ſciences de quelques nouvelle découverte; je courrai le même danger, ſans doute; mais je ſuis réſolu à ne répondre à aucune critique.

Je n'ai écrit que d'après le témoignage de mes ſens. Je donne le reſultat de mes travaux & de mes veilles; & je prie mes Lecteurs d'être bien perſuadés que je ne me ſuis jamais laiſſé ſéduire pas les attraits de l'amour propre.

Je ne prétens pas cependant avoir tiré du ſigne que je propoſe, toutes les conſéquences qu'il eſt poſſible d'en tirer dans les maladies de Poitrine. J'avoue avec toute la candeur dont je ſuis capable que je n'ai pas apperçu bien des nuances que les Obſervateurs attentifs ſaiſiront ſans doute avec le tems. Je ſuis perſuadé qu'il reſte ſur la matiere que j'ai trai-tée, beaucoup de vérités à découvrir, qui ſeront très-utiles pour connoître, prévoir & guérir les maladies de la Poitrine.

C'eſt pour cette raiſon que je ne m'en ſuis pas tenu à ces ſignes en certains cas; & que pour donner plus de poids à mes obſervations, & faire une énumération exacte de certaines cauſes, j'ai ſouvent eu recours aux Commentaires de *M. le Baron de Wanſ-Wieten*, qui annoncent l'Obſervateur éclairé, & qui ne laiſſent rien à deſirer: j'ai cru pouvoir me diſpenſer d'entrer dans un ample détail de théorie, quand j'ai trouvé des preuves capables d'aſſurer les fondemens de mon ſyſtême.

J'aurai rempli mon objet, ſi les vrais Médecins jugent que j'ai travaillé pour les progrès de l'art; & que mon travail a pu jetter quelque jour ſur le traitement des maladies internes de la Poitrine.

Je n'ai point parlé des ſignes qui m'ont paru douteux, ou que je n'ai pas eu occaſion de confirmer, mais je ne ceſſe pas pour cela de m'en occuper.

Enfin je n'ai point couru après les graces du ſtyle, je n'ai cherché qu'à me faire entendre.

A VIENNE, 31 Décembre 1760.

AVIS AUX MEDECINS.

J'Atteſte, d'après mon expérience, que le ſigne du ſon de la Poitrine eſt de la plus grande importance, non-ſeulement pour le diagnoſtic, mais encore pour la cure des maladies de cette capacité ; ainſi après l'exploration du pouls, & les indications qu'on peut tirer de la reſpiration, la percuſſion doit tenir le premier rang : car toutes les fois qu'on rencontre un ſon contre nature, on peut s'aſſurer que le danger eſt preſſant.

NOUVELLE MÉTHODE DE RECONNOÎTRE LES MALADIES INTERNES DE LA POITRINE.

OBSERVATION I.

Du ſon naturel de la Poitrine de l'homme, & la méthode de l'exciter.

LORSQU'ON frappe la poitrine d'une perſonne en ſanté, elle raiſonne.

SCHOLIE.

Je comprends ſous le nom de poitrine, cette cavité qui s'étend, depuis le col & les clavicules, juſqu'à l'endroit où le diaphragme s'attache à l'arc des fauſſes côtes : il ſeroit hors de propos de faire ici la description anatomique de cette capacité. Lorsqu'on propose une nouvelle découverte, on doit chercher à plaire à ses Lecteurs, en exposant ses observations brièvement, sans art & ornement étranger. Il suffit de supposer ici que la personne dont on frappe le thorax, se porte bien, & que ses viscères exécutent en liberté toutes leurs fonctions.

§. II.

La poitrine étant frappée, rend un son semblable à celui qu'on tire de la caisse d'un tambour couverte d'un drap ou d'une étoffe quelconque de laine.

SCHOLIE.

Nous sommes souvent obligés d'employer des métaphores, quand nous manquons d'expressions propres à caractériser les impressions que les objets extérieurs font sur nos sens. C'est pour cela que je me suis servi de la comparaison qu'on vient de voir.

§. III.

On entend ce son raisonner dans toute la poitrine, en la manière suivante.

1°. Quand on frappe le côté droit,

le ſon ſe fait entendre à la partie antérieure, depuis la clavicule juſqu'à la ſixième vraie côte; à la partie latérale depuis le creux de laiſſele, juſqu'à la ſeptième vraie côte; à la partie poſtérieure, depuis l'épaule, juſqu'à la ſeconde & troiſième fauſſe côte.

2°. Lorſqu'on frappe le côté gauche, on entend le ſon à la partie antérieure, depuis la clavicule, juſqu'à la quatrième vraie côte. Mais comme le cœur occupe une partie de ce côté; le ſon eſt tel, qu'on comprend aiſément que cette cavité n'eſt pas vuide, parce qu'il eſt émouſſé par le volume du cœur. Il arrive à la partie latérale poſtérieure du côté gauche, la même choſe que du côté droit (n°. 1).

3°. Le ſternum frappé rend un ſon auſſi clair que les côtés, excepté vers la région du cœur où le ſon eſt un peu plus obſcur.

4°. Le même ſon a lieu dans toute l'étendue de l'épine qui concoutt à former la poitrine.

SCHOLIE.

Ce ſon eſt plus clair dans les perſonnes maigres; plus ſourd dans celles qui sont charnues ; presque nul, lorsqu'elles sont grasses. L'endroit le plus sonore cependant, est sur le devant de la poitrine, depuis la clavicule, jusqu'à la quatrième des vraies côtes où le son est plus obscur à cause du volume des mammelles & des muscles de la poitrine.

Quelquefois le son est plus obtus sous l'aisselle, à cause des graisses qui s'y trouvent. Il est encore peu sensible sur l'épaule, parce qu'il se perd dans l'omoplate & dans les muscles qui recouvrent cet os. Quelquefois enfin en frappant sur la troisième fausse côte, on entend raisonner le thorax : mais cela n'est pas constant & me paroît n'être qu'un jeu de la nature qui n'a point de regle invariable à l'égard des poitrines, dont les dimensions varient presque dans chaque individu.

OBSERVATION II.

Manière de frapper la Poitrine.

§. IV.

On rapprochera exactement les doigts les uns des autres ; on les allongera ensuite, & l'on frappera avec leur pointe, lentement & doucement.

SCHOLIE.

On doit frapper plus fort chez les personnes charnues ou grasses ; car il faut alors une percussion assez violente pour exciter le son qu'une petite pulsation feroit naître dans une poitrine maigre.

§. V.

La poitrine sera recouverte de la chemise qu'on aura soin de tenir tendue ; ou bien on prendra un gand dont la surface ne soit point unie & luisante.

SCHOLIE.

Si l'on frappoit avec la main nue, sur une poitrine également nue, le contact des deux surfaces polies exciteroit un bruit qui ne ferviroit qu'à obfcurcir le fon qu'on cherche.

§. VI.

La perfonne dont la poitrine doit être frappée, fera dans fon état naturel, eu égard à la refpiration ; on lui fera enfuite retenir fon haleine. La variété qu'on trouvera dans le fon, pendant l'infpiration, l'expiration & la rétention de l'haleine, influera beaucoup fur le prognoftic.

§. VII.

Lorfqu'on voudra frapper le devant de la poitrine, on ordonnera au malade de tenir fa tête élevée, & de porter fes bras en arrière. Par ce moyen, la poitrine fait faillie, la peau, les mufcles & les côtes font tendues ; & le fon qu'on tire, eft par conféquent plus clair.

§. VIII.

Quand on voudra frapper le côté ; le malade levera fes deux bras fur fa tête les deux côtés étant ainfi tendus ; le fon fera plus fort.

§. IX.

Lorfqu'on aura décidé de frapper fur le dos, on fera courber le malade en devant ; il approchera les deux bras de la poitrine, comme s'il vouloit faire le bossu ; le son sera également plus fort, par la raison que j'ai déja alléguée.

SCHOLIE.

Toute personne en santé peut aisément faire ces expériences sur elle-même, ou sur d'autres personnes saines. Si on les répete plusieurs fois avec soin & sans prévention, l'on verra que la différence des sons est capable de jetter un grand jour sur la connoissance des maladies internes de la poitrine.

OBSERVATION III.

Du son contre nature de la Poitrine, & des indications qu'on peut en tirer.

§. X.

NOUS avons déja vu (§. 3) que lorsqu'on frappe la poitrine, elle rend un son dans toute sa circonférence ; mais on ne doit pas se contenter de faire cette opération sur un seul homme, si l'on veut bien s'assurer du caractère de chaque son en particulier, lequel varie dans chaque individu.

SCHOLIE.

Il a déja été dit (§. 3); que le thorax ne rend pas le même son dans tout son contour. Nous avons assigné en même tems les causes qui rendent le son moins sensible.

On ne doit donc pas se contenter de faire des observations sur la poitrine d'un seul homme; mais en frapper plusieurs, non seulement à cause des obstacles constans que l'Auteur de la nature a mis dans tous les hommes, tels que sont les mammelles, les épaules, le cœur, &c. mais encore par rapport aux différences qui résultent de l'embonpoint, de la grandeur respective de la poitrine de chaque sujet: différences qui font que le son est tantôt élevé, & tantôt profond; tantôt clair, & tantôt obscur, & quelquefois comme étouffé.

§. X I.

Lorsque les parties que nous avons indiquées (§. 19) ne rendent pas un son net, égal de chaque côté, & proportionné à la force de la percussion, on doit croire qu'il y a quelque maladie dans la poitrine.

SCHOLIE.

De cette vérité fondamentalle, on pourra tirer les prédictions certaines que je vais exposer. L'observation m'a appris qu'il peut y avoir dans la poitrine, des maladies graves qu'on ne sauroit découvrir par aucun autre moyen, que par ma méthode. En effet, l'uniformité du son que rend une poitrine de quelque côté qu'on la frappe, est un signe assuré que les vaisseaux aëriens du poumon sont perméables; que l'air y entre & en sort librement; qu'ils ne sont ni gênés par quelque tumeur, ni suffoqués par une sanie épanchée. Il faut cependant excepter, de cette regle, certaines maladies de poitrine dont je parlerai dans la suite.

§. XII.

Si le son est plus considérable dans une partie sonore de la poitrine, frappée avec une force égale à celle qu'on aura employée dans les autres, c'est un signe que le mal est placé sous la partie qui rend ce son.

§. XIII.

Mais quand la percussion étant la même, le son est plus obscur dans un point sonore, que dans les autres ; on peut aussi être sûr que c'est sous ce point là précisément, que le mal existe.

§. XIV.

Quand la poitrine frappée dans un lieu sonore, cesse tout-à-coup de rendre un son naturel, & qu'il semble qu'on entend un bruit semblable à celui que produiroit la chair frappée : ce lieu est le siège de la maladie.

SCOLIE.

On n'a qu'à frapper sa poitrine, & ensuite sa cuisse, pour se former une idée du son dont je viens de parler.

§. XV.

Si la poitrine dans un endroit sonore, produit un son pareil à celui de la chair : l'étendue de ce son servira à mésurer l'étendue de la maladie.

§. XVI.

Ce son de chair une fois apperçu ; faites retenir son haleine au malade, frappez dans cet état, & si vous observez la même chose, soyez assuré que le mal s'étend profondément dans la poitrine.

§.

§. XVII.

Lorſqu'on frappe la poitrine à ſa partie antérieure, & q'uon obſervera *le ſon de chair*, pendant que le malade retient ſon haleine, on n'aura qu'à frapper la partie diamétralement oppoſée ; & ſi cette partie ſonore d'ailleurs, rend *le ſon de chair*, il y a lieu de croire que la maladie pénétre dans toute la capacité du thorax.

SCHOLIE.

Ces variétés dépendent des cauſes qui peuvent diminuer le volume de l'air contenu dans la poitrine, ou l'en priver tout-à-fait

Soit que cette cauſe exiſte dans les ſolides, ou dans les liquides, elle fera ce que nous obſervons à l'égard des tonneaux qui réſonnent dans toute leur cavité, quand ils ſont vuides : & qui étant remplis, rendent d'autant moins de ſon, que le volume d'air qui s'y trouve eſt plus petit.

OBSERVATION IV.

Des maladies en général dans lesquelles on observe le son contre nature de la Poitrine.

§. XVIII.

LE son contre nature dont nous avons fait mention (§. 3), se rencontre dans les maladies aiguës, & dans les maladies chroniques de la poitrine. Il annonce toujours une grande extravasion des liquides dans cette cavité.

SCHOLIE.

On a vu dans la scholie du §. précédent, que tout ce qui est capable de diminuer, ou d'enlever tout-à-fait le volume d'air contenu dans la poitrine, peut aussi rendre le son obtus, ou tout-à-fait imperceptible.

La nature, la cause & les effets des maladies chroniques prouvent cette assertion, qui se trouve mise dans le plus grand jour par l'ouverture des personnes mortes de ces maladies. L'expérience suivante démontre clairement la réalité du son contre nature que nous avons dit ſuivre l'épanchement des liqueurs dans la poitrine.

Si dans un cadavre quelconque dont la poitrine rend un ſon ſonore, on remplit un côté de cette cavité, en y injectant un liquide, le ſon deviendra plus obſcur en raiſon de l'eſpace qu'occupera le liquide.

Je vais parcourir par ordre, toutes les maladies dans leſquelles on rencontre ce ſigne.

OBSERVATION V.

Des maladies aiguës dans leſquelles on rencontre un ſon contre nature de la Poitrine.

§. XIX.

CE ſon contre nature s'obſerve ou pendant le cours de la maladie ou ſur ſon déclin.

SCHOLIE.

Les Médecins ne doivent rien négliger pour ſe rendre certains d'un ſigne de ſi grande importance dans les maladies aigues; il aſſurera leur prognoſtic, lequel est si douteux dans tous les tems de ces maladies.

J'en ai souvent vu, qui paroissant se terminer par une fièvre intermittente, en imposoient aux Médecins, tandis que la matière morbifique dont la coction avoit été imparfaite, se jettoit sur un poumon, & y causoit un squirre mortel ou une vomique.

§. XX.

Le son contre nature qu'on observe pendant le cours des maladies aiguës, se rencontre aussi très-souvent dans les maladies inflammatoires de la poitrine.

SCHOLIE.

Je dis *très-souvent*; car pour peu qu'on connoisse l'histoire de l'inflammation, on sera convaincu de la vérité de ma proposition, surtout si l'on se rappelle ce que dit le Commentateur de Boherrhave, M. le Baron de Wanswieten, en parlant des effets de l'inflammation.

Si l'on fait l'application de ceci aux parties contenues dans la poitrine, on sera invinciblement convaincu que le son contre nature indiqué dans l'observation 3, ne peut jamais se rencontrer plus fréquemment que pendant le cours des maladies inflammatoires. Il peut cependant arriver que ce signe accompagne ces maladies épidémiques qui poussent immanquablement la matiére morbifique à la circonférence du corps ; quand cela se rencontre, c'est surtout avant l'éruption exanthématique.

J'ai souvent eu occasion de l'observer pendant la maladie pétéchiale épidémique qui regna en 1757, 1758, 1759 & dans l'épidémie exanthématique miliaire de l'année 1760. J'ai surtout fait cette observation sur les sujets chez qui le mal s'étoit d'abord montré sous les apparences d'une maladie inflammatoire de la poitrine.

Ce que j'ai observé de particulier dans la dernière épidémie, c'est que ce son une fois apperçu en quelque partie de la poitrine, demeuroit constamment le même, jusqu'à la parfaite coction de la maladie qui parcouroit régulièrement tous ses temps.

Si Dieu me donne vie, je pourrai publier un jour ce qu'une pratique de dix ans m'a mis à même d'observer au sujet des éruptions miliaires.

§. XXI.

Le son du (§ XIX.) que nous avons

dit s'observer sur le déclin des maladies aiguës ne paroît que lorsque l'évacuation critique n'est pas proportionnée à l'intensité de la maladie.

SCHOLIE.

Le signe du paragraphe XXI m'a toujours fait voir que ce que les Anciens appelloient *aigu* par décidence, étoit réellement chronique ; c'est pourquoi ce paragraphe regardant proprement les maladies chroniques, nous aurions dû le ranger ailleurs, si l'ordre que nous avons choisi, n'avoit demandé que nous en fissions mention en passant.

§. XXII.

Le son contre nature (§ XX) qu'on observe sur le déclin des maladies inflammatoires, paroît quelquefois le quatrième jour de la maladie, rarement avant ce tems, souvent après ; mais toujours du côté affecté.

SCHOLIE.

Je n'entreprendrai point de donner ici la raison de ce phénomène, je me contenterai seulement de faire remarquer que je me suis convaincu par rapport à ce signe qu'on ne le rencontre que les jours que nous appellons décrétoires, c'est-à-dire, rarement le trois, souvent le quatre, souvent le cinq & le sept, & jamais plus tard. On trouvera peut être étrange que j'aie mis le cinq & le sept au nombre des jours décrétoires; mais quiconque aura exactement observé la marche des crises, avouera que souvent le cinquième jour est l'indicateur du neuf, & le sept du onze, ce qui cependant arrive très-rarement par rapport au dernier dans les maladies inflammatoires, mais il faut en excepter les maladies aiguës qui regardent le paragraphe XXI.

Ce signe paroît ordinairement dans les inflammations de poitrine qui attaquent le poumon ou la plèvre séparément, ou tous les deux ensemble, & qui sont accompagnés d'une toux humide, mais on ne le rencontre jamais, dans le cas où il n'y aura point eu d'expectoration au commencement ou pendant le cours de la maladie, comme dans la pleurésie sèche, l'inflammation du médiastin, du péricarde ou du cœur; car dans ces cas la partie affectée cesse d'être sonore jusqu'à la suppuration ou jusqu'à la mort.

§. XXIII.

Ce ſon depuis le jour qu'il a commencé, devient plus ſenſible, ſelon la nature, l'intenſité & la durée de la maladie. Il diminue auſſi proportionnément à la qualité, à la durée & à l'abondance des excrétions

Scholie.

L'accroiſſement de ce ſon contre nature dépend de la matière morbifique, laquelle ſe porte inſenſiblement ſur le côté enflammé, & s'y accumule quelquefois en ſi grande quantité, qu'elle en occupe plus des deux tiers, comme je l'ai obſervé. Ainſi la ſanté ne pouvant ſe rétablir que par la coction, l'excrétion & l'expulſion de cette matière, il eſt néceſſaire que cette excrétion conſerve un rapport de proportion avec la maladie, tant par la qualité, que par la durée & l'abondance des matières qui ſont expulſées.

§. XXIV.

Ce ſon (§. 23) une fois apperçu, annonce la mort pour le jour décrétoire après ſon commencement : ou la maladie ſe termine par les crachats ; ou elle dégénère en une autre.

SCHOLIE.

Voyez à ce ſujet les commentaires de M. Wanſwieten mon maître, dans les articles où il donne les ſignes qui annoncent la mort, la terminaiſon de la maladie par les excrétions, ou ſon changement en un mal d'une autre eſpèce.

§. XXV.

L'ouverture des cadavres de gens dont la mort avoit été annoncée par le ſigne du paragraphe 22, après des maladies inflammatoires, m'a fait établir les règles ſuivantes.

1°. Plus le ſon d'une partie du thorax eſt obſcur & approche de celui de la chair frappée, plus la maladie eſt grave.

2°. Le danger de la maladie eſt d'autant plus grand, que ce ſon obſcur ſe fait entendre dans un plus grand eſpace.

3°. Il y a plus de danger ſi le côté gauche eſt affecté, que ſi c'eſt le côté droit.

4°. Si la partie antérieure & ſupérieure de la poitrine (j'entens cette partie qui s'étend depuis la clavicule, juſqu'à la quatrième vraie côte,) ne rend ſon, il y a moins de danger que ſi cela arrive à la partie inférieure de cette capacité.

5°. Il y a plus de péril, si l'on cesse d'être sensible à la partie postérieure de la poitrine, que si c'étoit à la partie antérieure & supérieure.

6°. C'est quelquefois un signe mortel quand le son n'est perceptible en aucune partie d'un côté de la poitrine.

7°. Si le sternum frappé ne rend aucun son, c'est un signe mortel.

8°. Si la partie qu'occupe le cœur rend un son de chair; c'est encore un signe mortel.

SCHOLIE.

J'ai souvent observé que des prédictions de mort faites le sixième ou le septième jour de la maladie, s'étoient trouvées fausses, lorsque la nature poussoit la matière morbifique à la circonférence de la poitrine, ou des autres parties du corps, en y formant des abscès.

C'est ainsi que la prudente témérité des Anciens qui brûloient ou incisoient la partie affectée, secondoit fort bien les efforts de la nature.

OBSERVATION VI.

Des maladies chroniques dans lesquelles on trouve le son contre nature de la Poitrine.

§. XXVI.

LE son contre nature qu'on observe dans les maladies chroniques, vient 1°. d'une malignité cachée qui affecte les viscères de la poitrine, & détruit lentement leur texture; 2°. ou d'une cause connue & sensible qui les vicie successivement.

SCHOLIE.

Voilà les points principaux d'où naissent les maladies chroniques, & desquels elles dépendent comme de leurs causes.

Quelleque soit de ces deux causes, celle d'où provient l'engorgement des viscères contenus dans la poitrine: le son dont il s'agit ici sera toujours le même.

§. XXVII.

Les maladies qui attaquent les viscères de la poitrine par une malignité cachée, sont 1°. une disposition héréditaire.

2°. Les maladies qui dépendent des affections de l'ame, & qui ont leur source dans un desir qui ne peut avoir son effet: telle est entr'autres la nostalgie.

3°. les maladies de certains ouvriers qui ont naturellement les poumons trop foibles.

SCHOLIE.

1°. L'expérience apprend mieux que les raisonnemens les plus rafinés, l'effet qu'un vice héréditaire peut avec le tems produire sur nos organes. Un jeune homme d'une foible constitution, mais né de parens sains, ne se porte-t-il pas mieux, qu'un autre qui, sans être d'une complexion plus délicate, doit le jour à des parens pthysiques ?

M. Wanswieten confirme cette assertion dans ses Commentaires, aph. 1075. *L'observation nous apprend*, dit-il, *que les maladies sont transmises des peres aux enfans: & cela ne s'observe pas seulement à l'égard des épileptiques, mais il est constant encore que la goutte & la pthysie se transmettent de génération en génération, & il est étonnant que cette semence morbifique reste cachée pendant plusieurs années, avant que de causer aucun ravage.*

Le Lecteur trouvera dans le paragraphe indiqué ci-dessus, la solution de toutes les difficultés qu'il pourroit me faire.

2°. Nous voyons que les passions produisent des effets tout-à-fait opposés, lorsqu'elles font germer en nous quelques maladies.

Mais de toutes les passions de l'ame, celle que j'ai trouvée la plus capable d'étouffer le son de la poitrine, c'est le désespoir d'obtenir ce qu'on desire.

Or comme la nostalgie appellée en Allemand *Hermwhe*, tient le premier rang parmi ces maladies, je ne crois pas à propos de la décrire succinctement.

Lorsque des jeunes, gens à la fleur de leur âge, se voient enlevés par force, enrôlés dans les troupes, & qu'ils perdent l'espoir de revenir en santé dans leur patrie, ils se laissent bientôt aller à la tristesse, deviennent taciturnes & languissans; ils aiment la solitude, ils sont rêveurs, soupirent, gémissent, & tombent enfin dans l'insensibilité & l'indifférence pour les devoirs de leur état.

C'est cette maladie qu'on appelle nostalgie; ni les médicamens, ni les remontrances, ni les promesses, ni la vue des supplices, ne sauroient guérir le malade.

Toujours occupé de la perte qu'il vient de faire de sa liberté, il tombe dans le marasme avec obscurité de son d'un côté de la poitrine.

J'ai ouvert plusieurs cadavres de personnes mortes de cette maladie, & j'ai toujours trouvé les poumons fortement adhérens à la plèvre. Le lobe du côté droit qui ne rendoit aucun son, étoit dur, calleux & plus ou moins purulent.

Cette maladie étoit très-fréquente il y a quelques années : elle est rare à-présent, surtout depuis que le terme des engagemens est fixé, & que le soldat peut espérer de retourner dans sa patrie pour y jouir des privilèges de citoyen, après son engagement expiré.

Il est des maux attachés à l'industrie des hommes, comme il en est de particuliers à chaque âge, à chaque tempérament, à chaque sexe.

Ne voyons-nous pas en effet les gens de lettres traîner des jours languissans, tandis que leur esprit se forme & se perfectionne par une étude continuelle. Le vigilant laboureur ne vieillit-il pas de bonne heure au milieu de ses pénibles travaux ?

On peut dire la même chose de certains

ouvriers. C'eſt ainſi que ceux qui travaillent aux mines, les doreurs, les plombiers & autres de cette eſpèce ſont ſujets à des coliques ſpaſmodiques connues ſous le nom de *colique des Peintres*.

Mais il s'agit ſeulement des profeſſions qui diſpoſent aux maladiesdu poumon, en éteignant le ſon de la poitrine.

J'ai ſouvent vu des frippiers, des meûniers, &c. dont la poitrine ne rendoit aucun ſon, mourir de pthyſie cauſée par la foibleſſe de leurs poumons: les premiers, en décoûſant de vieux habits, reſpirent les débris des étoffes que le tems a réduites en poudre: les autres ſont forcés à vivre dans une atmoſphère remplie de pouſſière.

Les cordonniers, les tiſſerans, &c. qui ſont obligés d'appuyer fortement leur poitrine contre leurs métiers, deviennent ſouvent aſthmatiques, & leurs poumons ſont trouvés ſquirreux.

Le progrès de ces maladies eſt plus ou moins lent, ſelon que ces ouvriers ſont plus ou moins preſſés d'ouvrage.

J'avoue cependant que j'aurois pu me diſpenſer de parler ici des maladies des ouvriers, parce que les cauſes que je leur ai assignées sont connues de tout le monde.

Mais si l'on regarde les signes cachés de débilité dans un viscère, comme une cause prédisposante, & qu'ensuite on compare les progrès de la maladie lents & à peine sensibles, avec l'état de ceux à qui la nature a donné des poitrines saines & robustes : on sera convaincu, après cette comparaison, de la vérité de ce que j'ai avancé.

On pourroit ici me demander pourquoi les causes qui se portent sur un poumon, n'attaquent pas les deux lobes à la fois ?

Je répons qu'on voit rarement des cas où les deux poumons soient affectés en même tems : & lorsque cela arrive, on trouve toujours un lobe plus malade que l'autre.

Je me suis convaincu par l'ouverture des cadavres, qu'il est ordinaire de rencontrer un lobe du poumon affecté, tandis que l'autre est sain.

J'avoue franchement que je ne pourrois donner aucune raison solide de ce phénomène ; car dans les maladies, il est des choses qu'on ne peut qu'observer, sans qu-il soit possible d'en donner l'explication.

§. XXVIII.

Les maladies (V. §. 26 n°. 2) dont ses effets sensibles n'altèrent que lentement les viscères de la poitrine, viennent ou d'un vice des liqueurs, contracté peu-à-peu: ou des maladies aiguës mal guéries.

SCHOLIE.

1°. Les vices des liquides qui se manifestent peu-à-peu, procédent des alimens que nous prenons, lesquels ne peuvent s'assimiler à nos humeurs. Il est assez démontré combien les mauvaises digestions contribuent à causer les maladies chroniques.

On dit qu'une maladie aiguë n'est pas bien guérie, lorsqu'il est resté dans le corps une partie de la matière morbifique.

Ce reste de matière se fixera primitivemens sur la partie affectée, ou se transportera dans cette partie de la poitrine qui ne rend aucun son, comme je l'ai dit au paragraphe de la troisième observation.

Elle s'attachera donc à la plèvre, à un seul poumon, ou à tous les deux ensemble, au médiastin ou au péricarde.

Il est assez aisé de connoître, quand la matière de la suppuration est restée dans la poitrine après une maladie inflammatoire, mais il est très-difficile de reconnoître si cette matière dégénère en squirre du poumon.

J'ai souvent observé que tout un côté de la poitrine ne rendoit aucun son, quoique le malade ne toussât presque pas & que sa respiration ne fût point gênée. Cela arrivoit surtout dans la convalescence, après une fiévre aiguë qui dégénéroit en fièvre erratique : de sorte que le malade paroissoit presque rétabli. Il restoit dans cet état, jusqu'à ce que la maladie qu'on n'avoit peut-être pas connue, faisant insensiblement des progrès, causât une hydropisie, & jettât le malade dans le dernier degré de la consomption.

§. XXIX.

Lorsqu'on rencontre le signe du paragraphe 26 pendant le cours des maladies chroniques, on peut établir comme une règle générale, que le malade n'a plus d'espoir de guérison, quand il maigrit & perd ses forces.

SCHOLIE.

Tel est l'effet que la matière morbifique, qui a résisté à l'action des remèdes, produit avec le tems ſur les viſcères de la poitrine auxquels elle s'attache.

Voilà la cauſe du dépériſſement du corps dont nous avons parlé à la fin de la ſcholie du paragraphe 28.

C'eſt pourquoi toutes les fois qu'on trouve le ſon contre nature, en frappant l'un ou l'autre côté de la poitrine, on peut conclure que le poumon eſt gêné par la matière morbifique, ou conſumé par une acrimonie locale

Toutes ces cauſes étant capables de s'oppoſer entièrement aux fonctions de ce viſcère, conduiſent inſenſiblement à la mort.

OBSERVATION VII.

Du ſon contre nature de la Poitrine, qui eſt la ſuite d'un épanchement des liquides contenus dans les vaiſſeaux de cette cavité.

§. XXX.

LES liquides qui circulent dans les vaiſſeaux de la poitrine, ſont le chile, le ſang, & la limphe.

SCHOLIE.

La physiologie nous apprend que ces trois espèces de liquides sont contenues dans les vaisseaux de la poitrine : l'Anatomie nous le démontre ; l'œil seul ou armé d'un microscope, achève de nous en convaincre.

Il n'est question ici que de l'extravasation de ces liquides dont on peut s'assurer par la percussion du thorax indépendemment des autres signes.

J'avoue ingénuement qu'il ne m'est point encore arrivé de voir dans la poitrine des épanchemens de chile. Je sai très-bien que le canal thorachique qui conduit cette liqueur dans la veine souclavière, est hors des lames de la plèvre : mais ayant trouvé dans cette capacité une matière acre qui avoit rongé cette membrane, les côtes & la peau, j'ai regardé cet épanchement comme très-possible.

§. XXXI.

Les liquides s'extravasent dans la poitrine (§. 30) 1°. par la rupture des vaisseaux dans lesquels ils sont contenus ; 2°. par la ténuité & la dissolution des humeurs ; 3°. lorsqu'il ne se fait aucune résorption de la matière perspirable &c.

SCHOLIE.

Nous rapporterons ici 1°. les causes externes, comme les plaies, les contusions, & généralement tout ce que M. Wanswieten & les Auteurs ont observé.

2°. Les épanchemens dans la poitrine reconnoissent aussi des causes internes, lorsque les vaisseaux relâchés ou trop foibles, ne pouvant résister à l'augmentation du mouvement de la circulation, ou à la durée de la pléthore, sont distendus & se rompent.

3°. L'obstruction peut causer ces extravasations.

§. XXXII.

Toutes les fois donc que quelqu'un des liquides susdits s'épanchera dans la poitrine & y séjournera, le son obscur s'appercevra à la hauteur du liquide.

SCHOLIE.

La vérité de ce fait se trouve confirmée par l'expérience rapportée dans la scholie du parahraphe 28.

Cette règle cependant souffre quelque exception. J'ai promis que j'en parlerois; je vais tenir ma promesse.

OBSERVATION VIII

Des maladies de Poitrine qu'on ne sauroit découvrir par la percussion.

§. XXXIII.

IL est des maladies qui fatiguent la poitrine par une toux violente : ce qui fait soupçonner que le poumon est attaqué ; tandis qu'elles ont leur siège dans le bas ventre, & que les poumons ne sont affectés que sympatiquement.

SCHOLIE.

On doit rapporter ici les toux stomachales & convulsives des enfans, des femmes grosses & de ceux qui éprouvent des accès de fièvre quarte, ou qui sont surchargés de pituite.

§. XXXIV.

On voit des toux très-fatiguantes, des difficultés de respirer, des asthmes, des pthysies dépendre de l'irritabilité des nerfs de la poitrine ; mais ces incommodités sont rarement soumises à la percussion : on pourra cependant les soupçonner, lorsqu'à l'absence de notre ſigne, ſe joindront des urines abondantes & limpides.

SCHOLIE.

Ici viennent ſe ranger les toux, les difficultés de reſpirer, les aſthmes qu'on obſerve ſi ſouvent chez les hyſtériques & les hypocondriaques, enfin la pthyſie & les aſthmes nerveux des vieillards: peut-être même pourroit-on ſoupçonner par ce moyen les concrétions polipeuſes qui ſe forment chez les jeunes gens.

§. XXXV.

Il eſt impoſſible de découvrir par la percuſſion du thorax, une petite calloſité au poumon, un ſquirre commençant, un épanchement léger; quelquefois cependant ces affections ſe manifeſtent par un ſon plus fort de la partie affectée.

SCHOLIE.

Ces maux ne ſont dangereux que lorſque leur volume augmente; alors la percuſſion nous les fait découvrir.

§. XXXVI.

Il y a des maladies du poumon qui cauſent une toux violente, laquelle fait expectorer des concrétions gypſeuſes, crétacées & pierreuſes.

SCHOLIE.

La qualité des crachats seule fait reconnoître ces maladies qui ne sont point soumises à notre signe. J'ai souvent observé une pareille toux occasionnée par un mauvais traitement des fièvres miliaires : cet article seul demanderoit un traité à part.

OBSERVATION IX.

De ce que l'ouverture des cadavres m'a montré, lorque j'avois rencontré le son contre nature de la Poitrine.

§. XXXVII.

TOUTES les fois que j'ai ouvert des cadavres de gens en qui j'avois trouvé ce signe, j'ai observé :

1°. Un squirre au poumon.

2°. Sa terminaison en une vomique ichoreuse.

3°. Une vomique purulente enkistée, qui s'ouvroit dans la plèvre, le médiastin ou le péricarde.

4°. Un empyème.

5°. une hydropisie de poitrine dans l'un ou l'autre côté.

6°.

6°. Une hydropisie du péricarde.

7°. Un épanchement du sang dans la cavité de la poitrine, ou du péricarde.

8°, Un anévrisme du cœur.

SCHOLIE.

Il me reste à traiter de chacune de ces maladies en particulier; je donnerai les signes qui caractérisent quelques-unes d'elles pour qu'on ne les confonde point avec ceux qui sont propres à chacune en prrticulier.

OBSERVATION X.

Du squirre du poumon & de ses symptômes.

§. XXXVIII.

JE dis que le poumon est squirreux, quand la substance spongieuse de ce viscère se change en une masse dure & indolente.

SCHOLIE.

Une portion du poumon sain jettée dans l'eau surnage toujours; mais s'il est squirreux, elle va au fond. Il y a une grande variété dans tous ces squirres. J'ai vu des poumons squirreux différer en dureté, en couleur, & par la qualité des matières qu'ils contenoient. Dans les maladies inflammatoires de la poitrine qui tuent le 5, le 6, le 7 ou le neuvième jour, on trouve le poumon si gorgé de sang, qu'il a souvent la couleur & la consistance du foie.

Il est important de remarquer, que toutes les fois qu'une pleurésie violente a dégénéré en péripneumonie, on trouve le poumon couvert d'une espèce de membrane purulente.

On voit des différences notables dans les poumons de ceux qui sont morts de quelque maladie chronique; souvent ils paroissent marbrés; d'autres fois, ils n'offrent à la vue qu'une masse cartilagineuse. Mais il est plus fréquent de les trouver gorgés d'un sang noir & épais qui croupit dans leur parenchime, & s'y durcit. Ces variétés semblent dépendre de la qualité de la matière morbifique.

§. XXXIX.

Lorsqu'il y a squirre, on peut le soupçonner par les signes suivans.

Signes du squirre du poumon.

Si on frappe la poitrine de ceux qui en sont atteints dans l'endroit affecté, le son qui en résulte est à peine sensible: ces gens-là toussent peu.

Leur toux n'est suivie d'aucuns crachats; ou s'il y en a, ils sont en petite quantité, gluans & cruds.

Le malade étant en repos, on n'apperçoit aucun changement ni dans la respiration, ni dans le pouls.

Mais, s'ils font quelque mouvement un peu violent, la respiration devient fréquente, & un discours trop longtems prolongé les fatigue & les affoiblit.

Ils éprouvent une sècheresse au gosier; & le pouls, de naturel qu'il étoit ordinairement, devient inégal & accéléré.

La respiration & la voix sont alors entrecoupées de soupirs.

La face présente aussi des signes très-remarquables: les veines temporales, sublinguales & jugulaires du côté affecté sont plus gonflées qu'à l'ordinaire; & ce même côté paroît mois mobile dans la respiration.

Au reste, les fonctions naturelles & animales s'exécutent bien: le malade se couche indifféremment sur les deux côtés.

Voilà les signes qui indiquent le squirre du poumon. Ils seront d'autant plus considérables, que le squirre le sera lui-même.

OBSERVATION XI.

De la vomique en général.

§. X L.

QUAND une humeur saine ou morbifique se sépare du torrent de la circulation, pour se fixer sur une partie du corps, qu'elle s'y épaissit, passe de rechef à son état primitif par l'action des forces vitales, & se forme enfin une cavité où elle croupit, on dit que c'est une vomique.

SCHOLIE.

Cette définition est générale & convient à toute espèce de vomique: l'histoire de l'obstruction & de l'inflammation vient à son appui. Elle est également vraie, soit que la maladie provienne du vice des liquides ou de celui des solides.

§. X L I.

J'ai observé deux espèces de vomiques: l'une ichoreuse, l'autre purulente. La première n'attaque que le poumon; la seconde attaque indistinctement le poumon & les autres parties du thorax. Dans l'un & l'autre cas, le sac est tantôt entier, & tantôt il s'ouvre dans la trachée artère.

SCHOLIE.

Il étoit nécessaire d'entrer dans ce détail, pour me faire entendre de ceux qui braveront l'ennui des observations toujours pénibles, lorsqu'on les fait sur les malades ; & dégoutantes, quand on fouille dans les entrailles d'un cadavre.

J'entends par *vomique ichoreuse*, une poche qui ne renferme point une matière purulente ; mais une humeur peu épaisse, d'une couleur tirant sur le rouge, ou d'un rouge brun, ou mêlé de l'un & de l'autre; ce qui est toujours un signe de la destruction du poumon squirreux.

Mais si la matière de l'inflammation se change en une humeur grasse, épaisse & gluante, il y aura alors un abscès qui prendra le nom de *vomique purulente*, dès qu'il sera contenu dans un sac particulier.

Quand ces vomiques s'ouvrent dans les bronches, & que leur matière sort avec les crachats, on les appelle *vomiques ouvertes* ; & dans le cas contraire, *vomiques fermées*.

VOMIQUE ICHOREUSE.

§. XLII.

Quand on s'eſt aſſuré de la préſence du ſquirre, par les ſignes que nous avons donnés: on connoîtra auſſi qu'il ſe termine par ſuppuration de mauvaiſe qualité, en obſervant ce qui ſuit.

Signes qui indiquent qu'un ſquirre ſe termine par ſuppuration.

Outre les ſignes énoncés au paragraphe 39, les malades deviennent languiſſans, & maigriſſent à vue d'œil, quoiqu'ils prennent leur nourriture ordinaire; leur pouls eſt fréquent ſerré & inégal.

La reſpiration eſt gênée & très-accélérée, même pendant le repos: elle eſt de tems en tems entrecoupée de ſanglots.

Ils éprouvent quelquefois des défaillances, pendant leſquelles leur viſage ſe couvre d'une ſueur froide.

Les yeux ſont abattus; les veines des joues & des lèvres livides; la langue eſt plombée, ſurtout du côté affecté.

Le malade eſt ſans douleur & ſans ſoif; le côté intéreſſé paroît immobile, pendant l'inſpiration, & cette immobilité est d'autant plus sensible, que la vomique occupe plus d'espace.

La toux n'est point fréquente, elle est sèche, interrompue, sans crachats; & lorsqu'il se fait quelque expectoration, c'est une matière bourbeuse ou brune.

Quand la maladie est à ce degré, l'appétit diminue insensiblement, & finit par s'éteindre.

Le malade se dégoute enfin de toute espèce d'alimens, & quand il a mangé quelque chose, la digestion, au lieu de réparer ses forces, lui cause des anxiétés; elle se fait toujours sans cette chaleur hectique qui accompagne les vomiques purulentes.

Quand le squirre commence à suppurer dans son centre, quelques malades ont le ventre & les hypocondres affaissés, rarement enflés: & si cela arrive, la tumeur est peu considérable, & paroît sous la forme d'un kiste rempli d'eau.

Leur urine est naturelle: quelquefois cependant elle est rouge, & le sédiment, s'il s'en dépose, conserve la même couleur.

Leurs déjections ne sont pas plus fréquentes, que dans l'état sain, à moins qu'on ne les provoque par des lavemens.

Mais lorſqu'à la pâleur des extrémités, ſuccéderont la rougeur & la chaleur hectiques, le côté malade s'enflera, & cette enflure ſe fera d'abord appercevoir au pied & à la main du même côté.

De-là naiſſent les défaillances fréquentes auxquelles ces malades ſont ſujets. Depuis ce moment, il ne leur eſt plus poſſible de ſe coucher que ſur le côté affecté.

Signes de la vomique purulente fermée.

Cette vomique eſt annoncée par une toux fréquente, sèche, & ſi violente qu'elle ulcère le goſier, cauſe des vomiſſemens, & rend la voix rauque. Il eſt remarquable que même alors, les viſcères abdominaux s'acquittent très-bien de leurs fonctions.

A ces ſymptômes, ſe joignent les horripilations, une chaleur vague, & une rougeur vermeille qu'on apperçoit ſurtout ſur les joues & les lèvres du côté affecté.

Quand les choſes en ſont à ce point, les malades ſont pris d'une grande laſſitude ; & cela, plutôt après leurs repas, que lorſqu'ils ſont à jeun.

La reſpiration eſt alors plus fréquente

& mêlée d'une ſorte de mal-aiſe : ce qui ſeul fait ſouppçonner avec un peu d'attention, que le mal eſt dans la poitrine.

Outre cela, le pouls eſt ſerré, fréquent, dur, inégal; comparé, hors du tems de la digeſtion avec le tempérament du ſujet, il ne paroît jamais bien naturel. Les mouvemens du corps, la parole & le ris le feront encore mieux diſtinguer.

Enfin ſi la vomique a acquis aſſez de volume, pour qu'on puiſſe s'aſſurer par la percuſſion, qu'elle exiſte, on obſerve ce qui ſuit.

Les alimens que prend le malade, ne lui font aucun bien, parce que la violence de la toux les fait ſortir de l'eſtomac par le vomiſſement; que l'aſſimilation ne s'en fait pas à cauſe de la léſion du poumon, & qu'enfin la plus grande partie des ſubſtance alimentaires ſe change alors en pus.

Il arrive de là que la vomique devenant de jour en jour plus conſidérable, la reſpiration ne ſe fait plus que par un poumon.

Alors le malade a des inquiétudes continuelles; il ſe couche forcément ſur le côté affecté, pour ne point être étouffé par le poids de la vomique; s'il ſe couchoit sur celui qui est sain. La face, les mains, les pieds & le côté affecté sont atteints d'une chaleur hectique, & d'une enflure œdémateuse; tandis que le côté opposé se desséche par le défaut de nourriture, & l'abondance des sueurs nocturnes.

Les urines sont en petite quantité, rouges, troubles, deviennent bientôt fœtides, & fournissent un sédiment furfuracé & copieux.

Le dernier période du mal se manifeste par une respiration grande & laborieuse; les joues, la langue & les ongles sont livides, & le malade presque suffoqué, périt dans l'agonie la plus affreuse.

Signes qui annoncent que la vomique est ouverte dans la trachée-artère.

Lorsqu'une vomique considérable dont ont s'est assuré par la percussion, crève par une large ouverrtue dans la trachée-artère, c'est-à-dire dans les bronches, elle étouffe le malade dans le moment.

Mais si l'ouverture est petite, on le reconnoîtra par les signes suivans.

Par les efforts d'une toux vive, le malade crache un pus tantôt blanc, jaune ou orangé; tantôt verd, bourbeux, ou mêlé de ſang. Ces crachats jettés dans l'eau ſe précipitent au fond; lorſqu'on les jette ſur des charbons ardens, il s'en exhale une odeur fœtide.

Si pendant les quintes de cette toux, on applique la paume de la main à l'endroit ſous lequel la percuſſion a fait ſoupçonner la vomique, on ſentira manifeſtement l'ondulation du pus.

L'abondance des crachats diminue de jour en jour, & le malade paroît ſoulagé. Cependant l'augmentation de la fièvre annonce le retour de l'expectoration.

Le ſac s'étant rempli de rechef, & étant ſur le point de ſe vuider, ſi l'on frappe la poitrine, elle rend un ſon de *chair* lequel devient obſcur auſſitôt que la violence de la toux fait ſortir de nouveau le pus qui s'étoit accumulé.

La fièvre lente compagne inſéparable de la ſuppuration, augmente après les repas, ſurtout pendant la nuit. Ses redoublemens ſe terminent par une ſueur copieuſe au front, au col, à la poitrine.

A ces ſymptômes qui vont en croiſſant, pendant l'excrétion du pus, ſe joint une puanteur de l'haleine inſupportable aux aſſiſtans & au malade lui-même.

Il éprouve une ſoif ardente; & l'appétit

que les crachats ne diminuent pas ordinairement, lorsqu'ils sont sans odeur, s'éteint, lorsqu'ils commencent à devenir fœtides, au point que le malade a de la répugnance, non-seulement pour les alimens dont il avoit accoutumé de se nourrir, mais encore pour les mets les plus exquis. Ceux qu'on vient à bout de lui faire prendre, loin de le soutenir, l'affoiblissent & lui causent des anxiétés.

Ses urines sont toujours écumeuses, elles deviennent bientôt puantes & déposent un sédiment blanc, épais & visqueux.

La maigreur est tous les jours plus affreuse; les os font une saillie hideuse, les cheveux tombent, les ongles se courbent, & les pieds s'œdématient.

Un état aussi pitoyable réduit bientôt le malade à une foiblesse extrême. Une diarrhée colliquative qui succede aux crachats supprimés, tranche le fil de sa vie, le troisième jour après que la foiblesse l'a forcé à se coucher sur le dos; les pieds ordinairement tournés en arc.

L'EMPIÈME.

§. XLIII.

Lorsqu'après la rupture de la vomique

(§. 37 n°. 3.) la matière s'épanche dans la poitrine, la maladie porte le nom d'*empième*.

SCHOLIE.

Il falloit établir cette proposition, pour être entendu de ceux qui confondent l'ouverture de la vomique dans la trachée-artère avec l'empyème. Ce paragraphe sera plus intelligible, quand on aura lû les Commentaires de mon illustre Maître M. Wanswieten.

§. XLIV.

Si une vomique considérable dont je suppose la circonférence & la profondeur connues, (§. 14, 15, 16, 17.) a crevé, comme on l'a dit au paragraphe 23, on le connoît par les signes suivans.

Le malade qui jusqu'alors, s'étoit tenu couché de tems en tems sur le côté de la vomique, se sent tout-à-coup suffoqué par une douleur très-vive; il se leve sur son séant & exige qu'on le tienne dans cette situation.

Le son qui étoit auparavant éteint à l'endroit de la vomique, devient un peu sensible.

Mais il est plus ou moins affoibli à la partie postérieure & inférieure de la poitrine, selon la quantité du pus épanché sur le diaphragme.

La toux est fréquente, & fatigue beaucoup; si elle amene des crachats, ils sont en petite quantité & écumeux.

Les défaillances sont rapprochées; la respiration laborieuse, le front & le col sont couverts d'une sueur froide. Alors les joues & les lèvres prennent une rougeur pâle; les ongles sont livides, la prunelle de chaque œil se dilate.

Enfin la foiblesse de la vue est l'avant-coureur de la mort qui arrive bien promptement, lorsque la vomique est considérable.

Une petite vomique qui se fait jour dans l'intérieur de la poitrine, cause aussi la mort avec les mêmes symptômes, à peu de chose près; mais elle arrive plus lentement, & tous les symptômes de la plèvro-péripneumonie la précédent.

OBSERVATION XII.

De l'Hydropisie de Poitrine.

§. XLV.

ON entend par hydropisie de poitrine, un épanchement d'eau entre la plèvre & le poumon. Il y en a de deux espèces ; celle qui n'occupe qu'un seul côté, & celle qui les occupe tous les deux à la fois.

SCHOLIE.

La percussion du thorax annonce l'hydropisie sur le vivant, l'ouverture des cadavres la fait voir après la mort.

Symptômes généraux de l'Hydropisie de Poitrine.

Voici les principaux : 1°. La respiration est difficile & sanglotante.

2. la toux est sèche, interrompue, & n'amène que des crachats déliés, aqueux, quelquefois un peu visqueux.

3. Le pouls est serré, fréquent, dur, inégal & souvent intermittent.

4. Au moindre mouvement, le malade est essoufflé, & éprouve un sentiment de suffocation.

5. Il commence à avoir du dégoût pour les alimens chauds.

6. Il se plaint d'un mal-aise continuel au creux de l'estomac.

7. Il sent un poids énorme à la poitrine, & une distention singulière à l'estomac, pendant la digestion.

8. Il entend un bruit incommode à la région des hypocondres, & rend beaucoup de vents par le haut qui le soulagent; mais ce soulagement n'est que momentané.

9. Il n'a presque point de soif.

10. Les urines sont peu abondantes, rouges, en petite quantité, & laissent un sédiment briqueté.

11. On sent une tumeur très-renitente dans la région épigastrique, surtout du côté de l'épanchement.

12. Les extrémités, les pieds principalement, sont enflés, livides & froids.

13. Les paupières inférieures sont oedématiées.

14. Les lèvres, les joues & la langue ont une couleur pâle, souvent livide, selon la nature de la maladie.

15 Le malade reste couché avec peine. Il passe les nuits dans l'inquiétude, & dort très-peu. Tous ces symptômes varient cependant, suivant les degrés du mal.

Symptômes de l'Hydropisie de Poitrine d'un seul côté.

Outre les signes généraux dont je viens de parler, lorsque le côté affecté est entiérement rempli, il paroît mol, peu mobile pendant l'inspiration, & ne fait entendre aucun son, quand on le frappe.

Mais si la cavité n'est qu'à moitié pleine, le son sera plus sensible à la partie que l'eau n'occupera pas.

Le son qu'on obtient varie aussi, selon la situation du malade. Il peut par ce moyen, s'assurer lui-même de la hauteur du liquide dans les différentes positions qu'il fera prendre à sa poitrine.

L'hypocondre du côté affecté est plus saillant & plus dur que le reste de l'abdomen.

La paupière, la main & le pied du même côté sont œdématiés.

Ce qu'il y a de singulier, c'est que le malade se tient panché sans difficulté, quand tout le côté est exactement rempli, & qu'il ne peut se permettre cette attitude, lorsqu'il y a du vuide.

Symptômes particuliers à l'Hydropisie de Poitrine des deux côtés.

1°. Le son est éteint, jusqu'à la hauteur de l'eau dans l'un & l'autre côté de la poitrine.

2°. Tous les malades attaqués de cette infirmité deviennent asthmatiques ; leur état seroit même semblable à celui des ascitiques, s'ils n'avoient les paupières inférieures & les extrémités des doigts enflées.

Joignons à tous ces signes, celui de ne pouvoir rester couché, & de se sentir suffoqué, de quelque côté qu'on se couche.

Aussi ces sortes de malades sont-ils obligés d'être nuit & jour sur leur séant, afin que le poids des eaux n'exerce point vers la partie supérieure de la poitrine, la même pression qu'il fait sur l'abdomen, lorsqu'ils sont assis.

C'est ce dont on sera mieux assuré, lorsque faisant tenir le malade debout, on verra que l'eau portant alors toute son action sur le diaphragme, la tumeur apparente du ventre, n'est point aussi considérable que celle des hypocondres, qui diminue, quand le malade est couché. Ces sortes de malades meurent de la mort des péripneumoniques.

Leur pouls s'éteint ; tous les membres se réfroidissent ; la tête & la poitrine sont les seules parties qui conservent encore un reste de chaleur ; les joues & les extrémités sont livides. La respiration est grande, elle est interrompue par intervalles, & cesse enfin pour toujours.

HYDROPISIE DU PÉRICARDE.

Lorsqu'une humeur s'amasse dans le péricarde, au point de gêner l'action du cœur, on donne à cette maladie le nom d'*Hydropisie du péricarde.* Nous en connoissons de deux espèces, l'une aqueuse, & l'autre purulente.

SCHOLIE.

Pendant les travaux d'une longue agonie, l'humeur péricardine dont la physiologie apprend les usages, s'accumule dans le péricarde, où après la mort on la trouve en plus grande quantité que dans l'état de santé.

Je ne prétens pas parler de cet amas qui dépend d'une paralysie mortelle des vaisseaux absorbans; il ne sera question ici que de cette hydropisie du péricarde qui est l'effet de l'inflammation & par conséquent de l'obstruction (V. scholie du paragraphe 40.)

De-là on voit la raison pour laquelle j'ai distingué deux espèces d'hydropisie du péricarde; il m'est souvent arrivé de les observer toutes les deux; & il y a cette différence entre elles, que dans la purulente, on trouve le cœur enduit d'une croute puriforme; dans l'aqueuse au contraire, sa surface est seulement flétrie & décolorée.

Il y aura peut-être des Médecins qui aimeront mieux donner le nom d'empyème à l'hydropisie purulente du péricarde; j'y consens: on ne me verra jamais disputer sur le nom, quand on sera d'accord sur les choses.

Signes de l'hydropisie du péricarde.

Cette maladie a pour signes communs presque tous ceux de l'hydropisie de poitrine.

Les signes qui lui sont particuliers, sont les suivans.

Le son, qui dans l'état de santé étoit obscur à la région du cœur, (§. 3. n°. 3 & 4) est tout-à-fait éteint, & l'on croiroit frapper sur un morceau de chair.

On apperçoit une tumeur au creux de l'estomac. Cette tumeur est renitente, & par là facile à distinguer de celle que pourroient produire les vents retenus dans cet organe.

Les malades s'endorment, lorsqu'ils sont assis, la tête penchée en avant; mais ils s'éveillent aussitôt qu'elle tombe sur la poitrine.

Ils se plaignent aux assistans de cette propension incommode qu'ils ont au sommeil. A ces maux se joignent des foiblesses, qui vû l'inégalité & le désordre du pouls, se succédent très-rapidement : ces foiblesses les accompagnent jusqu'à la fin de leur vie qui arrive enfin parmi les angoisses les plus affreuses.

Quelques jours avant la mort, le col enfle à plusieurs, leurs yeux deviennent rougès, comme s'ils avoient versé des larmes.

Il en est d'autres dont les souffrances ne sont pas si longues, l'apopléxie ou la syncope tranchent subitement le fil de leurs jours.

Le son que la percussion produit, est le même dans l'hydropisie purulente ; que dans l'hdropisie aqueuse du péricarde. Quant aux autres signes de ces hydropisies, ils leur sont communs avec la vomique purulente fermée.

L'eau qu'on trouve dans l'hydropisie purulente du péricarde ressemble à du petit lait troublé ; ce qui est purulent, s'attache au cœur en forme de floccons.

OBSERVATION XIII.

Signes d'une effusion considérable de sang.

§. XLVI.

J'AI indiqué ci-dessus (scholie du paragraphe 31) les causes d'un épanchement de sang dans la poitrine : en voici les symptômes.

1°. Les malades se plaignent continuellement d'une anxiété & d'une oppression extrême ; ils s'agitent sans cesse, & ne peuvent rester couchés.

2. On ne peut tirer aucun son de la partie sur laquelle est située le vaisseau ouvert qui a causé l'épanchement.

3. Le pouls est très-concentré, très-fréquent & inégal.

4. La respiration est très-laborieuse, accompagnée d'une toux presque continuelle, & des sanglots interrompus qui partent du fond du thorax.

5. Toutes les veines s'affaissent ; les yeux deviennent rouges d'abord, cette rougeur disparoît ensuite, & leur éclat s'efface quelques heures avant la mort.

6. Une sueur froide se répand sur les

col & les tempes ; le malade garde un profond silence ; quelque fois il grince des dents ; ses extrémités deviennent enfin glacées ; il a le râlement, & meurt.

Tels sont les signes qui annoncent un grand épanchement dans la poitrine, sans lézion du poumon.

Mais quand ce viscère est blessé, aux signes que je viens d'énoncer, se joint l'expectoration d'un sang écumeux & vermeil avec beaucoup de toux, & l'entrée de l'air par la plaie.

OBSERVATION XIV.

Anévrisme du Cœur.

§. XLVIII.

Il arrive quelquefois que le sang se porte en si grande quantité dans les ventricules & les oreilles du cœur, que les forces de ce viscère sont insuffisantes pour se débarasser de ce poids. Alors le cœur distendu acquiert plus de volume, & cette distension contre nature porte le nom d'anévrisme du cœur.

SCHOLIE.

On voit ſouvent de ces anévriſmes à l'ouverture des cadavres, 1°. Après des inflammations promptes & violentes des deux poumons.

2°. Après les maladies inflammatoires dont j'ai parlé (§. 22) & qui ſont mortelles.

Signes de l'Anévriſme du Cœur.

Le ſigne pathogmonique de cette maladie, eſt que l'endroit où eſt placé le cœur, rend exactement un ſon de chair frappée.

Qand l'anévriſme du cœur eſt l'effet d'une inflammation violente aux poumons (n°. 1) il annonce que le malade périra dans vingt-quatre heures. En effet, il devient tout-à-coup ſtupide, comme apoplectique, & meurt ſans avoir le tems de ſe reconnoître.

Ce ſigne n'eſt pas moins funeſte dans les maladies inflammatoires de la poitrine (n°. 2) ſurtout quand il eſt accompagné des ſignes ſuivans.

Les malades ſont extraordinairement inquiets; ils s'agitent continuellement,

&

& ne peuvent souffrir le poids des couvertures.

Les vieillards supportent plus tranquillement que les jeunes gens les angoisses de cet état; ceux-ci parlent sans relâche & avec feu, & jusqu'à épuisement à ceux qui les environnent; ils veulent se lever & demandent leurs habits, soit pour se mettre en voyage, soit pour vaquer à d'autres fonctions.

Pendant ce tems-là, le brillant des yeux s'éclipse; les roses des joues s'effacent, & les ongles des mains & des pieds prennent une couleur plombée.

Une sueur froide & mortelle s'empare de tout le corps; le pouls est aussi fréquent & aussi concentré qu'il se puisse; il est irrégulier & s'éteint peu-à-peu.

La respiration fréquente & stertoreuse d'abord, se rallentit ensuite, devient intermittente, & s'arrête.

Je souhaite que ces observations soient utiles à mes semblables. Je les soumets au jugement des vrais Médecins: puissent-ils contribuer aux progrès de l'art!

FIN.

APPROBATION.

J'AI lu par ordre de Monſeigneur le Chancelier, un Manuſcrit qui a pour tire *Traité des Maladies de la Poitrine, où l'on trouve la théorie la plus naturelle, les règles de pratique les plus ſimples & les plus ſûres pour connoître les Maladies de cette cavité; avec une nouvelle Méthode de reconnoître ces mêmes Maladies par la percuſſion du Thorax, traduite du latin d'*AVENBRUGGER *par* M. N.

Ces deux Ouvrages renferment des obſervations & des remarques intéreſſantes : l'Impreſſion n'en peut être qu'utile. A Paris 20 Février 1769.

LASSONE.

PRIVILEGE DU ROI.

LOUIS, par la grace de Dieu, Roi de France & de Navarre : A nos amés & féaux Conſeillers, les Gens tenans nos Cours de Parlement, Maîtres des Requêtes ordinaires de notre Hôtel, Grand-Conſeil,

Prévôt de Paris, Baillifs, *Sénéchaux*, leurs Lieutenans Civils & autres nos Justiciers qu'il appartiendra, SALUT: Notre amé le Sieur *HUMAIRE Libraire*, Nous a fait exposer qu'il désireroit faire imprimer & donner au Public un Ouvrage *intitulé Manuel des Pulmoniques, ou Traité complet des Maladies de la Poitrine*, s'il nous plaisoit lui accorder nos Lettres de Permission pour ce nécessaires. A CES CAUSES, voulant favorablement traiter l'Exposant, nous lui avons permis & permettons par ces Présentes, de faire imprimer ledit Ouvrage autant de fois que bon lui semblera, & de le faire vendre & débiter par tout notre Royaume pendant le tems de trois années consécutives, à compter du jour de la date des Présentes. FAISONS défenses à tous Imprimeurs, Libraires, & autres personnes, de quelque qualité & condition qu'elles soient, d'en introduire d'impression étrangere dans aucun lieu de notre obéissance. A LA CHARGE que ces Présentes seront enrégistrées tout au long sur le Registre de la Communauté des Imprimeurs & Libraires de Paris, dans trois mois de la date d'icelles, que l'impression dudit Ouvrage sera faite dans notre Royaume, & non ailleurs, en bon papier & beaux caracteres: que l'Impétrant se conformera en tout aux Réglemens de la Librairie, & notamment à celui du 10 Avril 1725, à peine de déchéance de la Présente Permission; qu'avant de l'exposer en vente, le Manuscrit qui aura servi de copie à l'impression dudit Ouvrage, sera remis dans le même état où l'Approbation y aura été donnée, ès mains de notre très cher & féal Chevalier, Chancelier Garde des Sceaux de France, le sieur DE MEAUPEOU; qu'il en sera ensuite remis deux Exemplaires dans notre Bibliotheque publique, un dans celle de notre Château du Louvre, & un dans celle dudit sieur DE MEAUPEOU; le tout à peine de nullité des Présentes. DU CONTENU desquelles vous MANDONS & enjoignons de faire jouir l'Exposant & ses ayans causes, pleinement & paisiblement, sans souffrir qu'il leur soit fait aucun trouble ou empêchement. VOULONS qu'à la copie des Présentes, qui sera imprimée tout au long au commencement ou à la fin dudit Ouvrage, foi soit ajoutée comme à l'original. COMMANDONS au premier notre Huissier ou Sergent sur ce requis, de faire pour l'exécution d'icelles tous actes requis & nécessaires, sans demander autre permission; & nonobstant clameur de haro, charte normande, & lettres à ce contraires; car tel est notre plaisir. DONNÉ à Paris le 15e. jour du mois de Novembre, l'an 1769, & de notre regne le 54e. Par le Roi en son Conseil.

LE BEGUE.

Régistré sur le Régistre XVIII de la Chambre Royale & Syndicale des Libraires & Imprimeurs de Paris, N°. 482, fol. 47, conformement au Réglement de 1723. A Paris, ce 17 Novembre 1769.

BRIASSON, Syndic.

www.ingramcontent.com/pod-product-compliance
Ingram Content Group UK Ltd.
Pitfield, Milton Keynes, MK11 3LW, UK
UKHW012150240726
13966UKWH00001B/239

9 782012 935211